MW01634901

美肌食

美容アドバイザー
佐伯チズ
講談社

はじめに

テレビを見てくださった方、雑誌や週刊誌、私の著書を読まれた方、そしてお手入れを受けてくださった方など、私のもとには毎日、全国の女性からお手紙やファクスが届きます。

その内容といえば、「何度顔を洗っても、テカリが消えないのです」というような悩みから、「先生の本を読んでラップパックを始めたら、肌がプルプルになりました！」という喜びの声、さらには心温まるファンレターまで、実にさまざまなのですが、最近ではこんな内容の手紙が増えてきました。

「佐伯先生は、いつもどんなものを食べていらっしゃるのですか？」

やはり女性の感性ってすごいですね。スキンケアの方法を知ったら、今度は「何を食べたら、きれいな肌になれるんだろう」というところに興味がわいてくる。

テレビに出演するときにも、近ごろはディレクターの方に「女性はスキンケアだけではなく、佐伯さんの食生活を知りたがっている」と言われ、「くすみ対策サラダ」なるものを、ある番組でご紹介したことがあります。

また今でこそブームとなっている「お取り寄せ」も、私は40年ほど前から続けてきました。

ゲラン、クリスチャン・ディオールという化粧品メーカーにいたころは、よくお客さまに各地の銘菓などを教えていただきましたし、今から20年前に他界した主人もおいしいものが大好きな人だったので、ふたりでよくパンフレットとにらめっこをしたものです。

そんなこともあり、今ではお菓子やお茶、調味料、野菜、お寿司にいたるまで、あらゆるものを取り寄せるのが日常に。それを自宅にいらした方にお出しすることも多いため、目ざとい雑誌編集者などは、「佐伯さんのお取り寄せコーナーを設けます！」と言って、特別に編集ページを割いてくださったりして。そんなこともあって今回、「食べて肌がきれいになれる本、つくりませんか？」というお話をいただいたのです。

もちろん大変嬉しいお話でしたが、私は料理研究家でもなければ、栄養士でもない。美容の一環として食事の基本的なことは知っているけれど、専門的にはわからないし……。

躊躇しているところに、こんな声が飛んできました。

「みなさんは、専門的な知識を得たいのではないと思います。『美肌師・佐伯チズ』が普段どんなものを口にしているのか、食事において何に気を遣えば肌はきれいになるのか、そんなごく普通のことを知りたいのではないでしょうか」

この言葉で「やってみよう」という気になりました。そして、一気にプロジェクトがスタートしたのです。

「お取り寄せコーナーには、何を載せようかしら」

「肌トラブルは、食べることとスキンケアの両面から改善しなきゃね」

「きれいになるレシピもつくりましょう」

スタッフとの話し合いは毎回、深夜まで続きました。そして不思議なことに、「これだ！」というアイデアが浮かぶのは、決まっておいしいものを食べているときなのです。

本当においしいものって、底知れぬパワーを秘めているのですね。

そこで、普段から私が「おいしい！」と思って食べているいろいろな食材やメニューを挙げてみました。そして今回、栄養の専門家としてアドバイスをいただいた、管理栄養士の中沢みさんにチェックをお願いしたのです。すると、ごく自然に私が好んで食べていたものが、肌と健康のためによいものであることがわかったのです。

もしかしたらみなさんの中には、「きれいになるには、苦労をしなければならない」と思っている方がいるかもしれません。でも、おいしく食べて、いくらでもきれいになることはできる。

そう、食べ物は必ず肌を変えてくれるのです。

本書では、食に対する私の思いから、お取り寄せ情報、おすすめレシピまで、美肌と食に関することを余すところなく紹介したつもりです。そして、「肌を変えたいけれど、何を食べればいいかわからない」という方にもすぐに実践できる、シンプルな内容になっています。

さぁ、料理が苦手だなんて言わないで、今日から食べる美肌生活を！

佐伯チズ

第1章 肌のために食べるということ

いくら高価な化粧品をつけようと、
エステサロンに通おうと、
身体の中が潤い、満たされていなければ
美肌を手に入れることはできません。
きれいになりたければ、食べなさい。

五感で食べる

「子どもにもっと五感教育を」

私は昔からそう唱えている人間のひとりです。今、都会の子どもたちは、春が来てもつくしやおたまじゃくしに出会うこともなく、どんな花がどの季節に咲くのかも知らない。昔は手作業でやっていたことも、今は家電製品がやってくれるから、五感はどんどん鈍っていきます。

小さなころから五感教育を受けていれば、本当に感性豊かな人間が育つのに。そう思うと、私はゲームばかりしている子どもたちが気の毒でなりません。

食べ物を味わうことも、もちろん五感が関係してきます。にんじんの甘みや大根おろしのピリッとした辛み、キャベツのシャキシャキ感、かつお節の匂い……。そういうものを全身で感じ取りながら食べるのが、日本料理の素晴らしいところ。何でも練りつぶしてバターで味をつける、という類のものでは決してないでしょう。

さらに煮物が鍋でグツグツいう音や、魚が焼ける香り、そして器の素材や絵柄までを含めて、五感を研ぎ澄ませてみれば、すべての要素を「おいしさ」に変えることができるのです。

また、忘れてはならないのが季節感。料亭に行くと、秋ならもみじの葉がお皿に一枚添えてあったり、初夏にはあじさいの花がガラスの器にあしらわれていたり。日本には四季というものがあり、「料理を目で楽しむ」ことは、まさにわれわれに与えられた贅沢な遊びなのです。

私は学生時代からお華とお茶を習っていましたが、本当に日本のわび・さびという文化は、世界に誇れる素晴らしいものだと思っています。

だから食べ物も、ただ口に入れればいいというふうには絶対に思いたくない。どんなに忙しい朝でも、季節のフルーツぐらいは食べられるはずだし、旬の野菜の匂いや歯ごたえを味わうことなく、栄養補給をサプリメントなどの健康食品に任せるのも疑問に思います。

職業柄、人一倍「きれい」を意識している私は、スキンケアとまったく同列で、食べることにも貪欲です。なぜならば、バランスのよい食事が、いかに肌をきれいにしてくれるかを知っているから。

その反面、食べることをおろそかにすると、てきめんに顔に現れます。スキンケアにおいて、私はいつも「意識と無意識ではまったく違う」と言っていますが、それは食に関しても同じ。見て、聞いて、触って、嗅いで、味わって……。五感を意識して毎回の食事を丁寧にいただけば、健康や美容への効果は確実に違ってきます。

美食より素食

以前、久米宏さんが司会をしていたニュース番組の中に「最後の晩餐」というコーナーがありました。あれを見ていると「死ぬ前にビーフステーキが食べたい」なんていう人はまずいない。みんな「みそ汁と白いご飯」のような、拍子抜けする食べ物を挙げるのです。では、自分は？　と考えると、やはり真っ白の甘いご飯が食べたい。そこにお漬物でもあれば最高です。

「日本人の身体には、日本食が一番合っている」とよくいわれます。それは美容にも通じること。フレンチのフルコースを食べたり、高級食材を使って料理をすれば、ゴージャスな肌が手に入るわけではなく、いわゆる「おふくろの味」といわれる、昔から愛されてきた栄養バランスのいい食事を、いかにきちんと摂っているかが肌の美醜を左右するのです。

だから私は、何気ない料理でも素材から調味料、そして器にまでこだわる。そして、にんじんなら皮まで、大根は葉までという具合に、なるべく丸ごといただきます。そのほうが栄養面でもいいし、それが私たちに身を呈してくれた食材への敬意のしるしだと思っているのです。

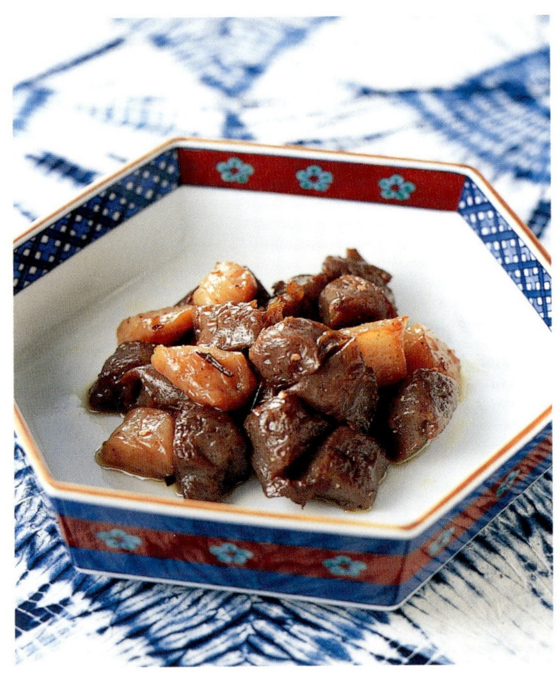

こんにゃくのピリ辛炒め

材料

こんにゃく、ごま油またはオリーブオイル、鷹の爪少々、出しじょうゆ

つくり方

1 こんにゃくをひと口大に手でちぎり、臭みを取るため水に浸けておく。
2 臭みが消えたら、鍋にごま油かオリーブオイルを入れて熱し、こんにゃくの水分が完全になくなるまでよく炒る。
3 水分がとんだら小さく切った鷹の爪を入れ、出しじょうゆで味をととのえる。

ポイント!

こんにゃくは手でちぎるほうが味の浸透がよくなるので、包丁は使わずに!

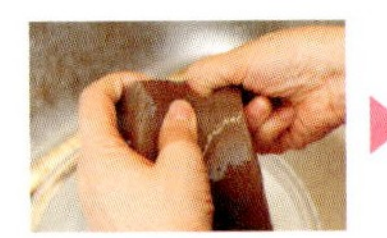 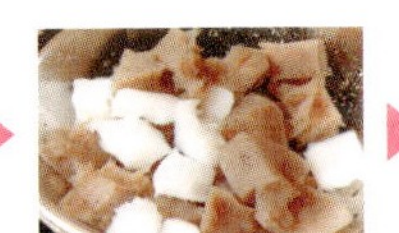 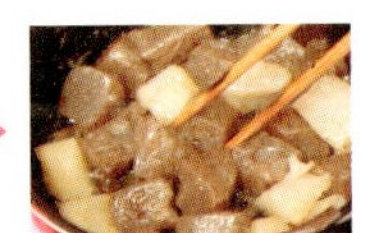

料理ベタな女性なんていない

メーカー勤務のころのお客さまに、絵に描いたような「ノミの夫婦」がいらっしゃいました。奥さまは大柄な女性。一方のダンナさまは小柄だけど女性によくモテるいい男。でも彼は絶対に浮気をしなかった。「お母さん、お腹すいたよ」って必ず定時に帰ってきたのだそうです。

彼女が私の耳元でこう言いました。

「佐伯さん、男はエサよ。エサさえきちんとつくっていたら、男は帰ってくるから」って。

食欲は動物の本能的な欲求でしょう。よく「私、料理が下手だから」という女性がいますが、そんなのは言い訳にすぎない。私は、料理に上手い下手なんてないと思っています。ただやらないだけ、興味がないだけ。だいたい、自分が口に入れるものを、つくれないということ自体がおかしいと思う。

だって素材を焼くだけでも、また切るだけでも食べられるものはたくさんある。アスパラガスは、お湯を通してマヨネーズをつけるだけでごちそうになるし、冷蔵庫にあるこんにゃくをササッと乾煎りして、しょうゆと七味をかければ立派な酒の肴になる。

肩肘張って、立派なものをつくろうとするから続かないのです。

私の場合、結婚しても好きな仕事をさせてもらっていたから、「家のことはきちんとやる」と決めていました。もちろん食事も。

週に一度、主人と買い物に行き、煮物など保存のきく料理をまとめてつくっておく。そして、平日は会社が終わると急いでデパ地下に駆け込み、タイムサービスで安くなったお刺身などの生ものを買ってくるのです。家に着いたら、2〜3品のおかずとみそ汁を同時につくり、先に帰宅している主人とともに夕食を楽しむ。そんな日々を送っていました。

スキンケアにおいて私は、「化粧水を浸透させている間に、コーヒーをいれる」というような「ながらケア」をおすすめしていますが、料理も同じ。煮たり焼いたりしている間に生で食べられるものを切るなど、段取りよくやれば40分で立派な夕食がつくれます。

そして、週末にはおいしいレストランにふたりで行って、そこでシェフに教わったレシピを自分で試してみたり。私は、世の男性にこう言いたいですね。

「奥さんにおいしい料理をつくってほしかったら、おいしいものを食べさせなさい」って。

そして女性には、

「ダンナさまに早く帰ってきてほしかったら、愛情のこもった料理をつくりなさい」と。

コントレックスで1日が始まる

朝から晩まで、とにかく「ミルク飲み人形」のように私は水を飲んでいます。朝起きてコップに1杯。さらにお手入れの合間や、インタビューを受けているときなどにも。

飲むのは決まって、カルシウムやミネラルを豊富に含む「コントレックス」というミネラルウォーター。17年ほど前から2リットル入りペットボトルを1日1本、必ず飲んでいます。

いうまでもなく、美肌づくりにおいて水分は不可欠。そのためには、ローションパック（28ページ参照）などで肌に潤いを与えるのが有効ですが、内面からの水分補給も大切です。それが私にとっては、1日2リットルの水を飲むということ。

さらに水を飲むことは、「排泄」を促す作用もあるのです。水分を十分に摂ることで、尿や汗とともに体内の塩分や毒素が排出される。それが代謝を高め、くすみやむくみを改善します。

だから私は、アトピーやクマ、むくみなどで悩んでいる方には、スキンケアと合わせて「とにかく水を飲んで、毒素を外に出しなさい」と言っているのです。

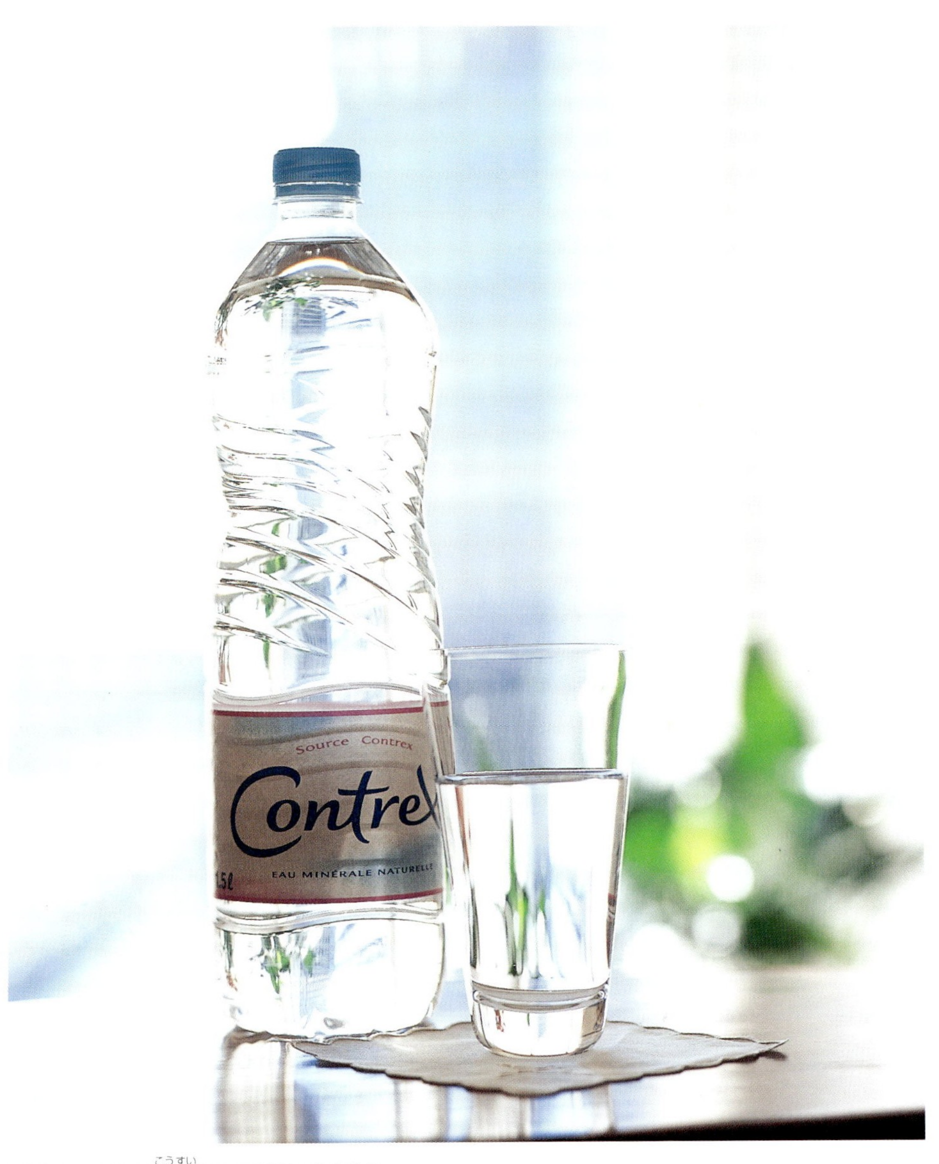

コントレックスは硬水なので最初、多少飲み
づらいと感じる方は冷やしてから召し上がる
と、飲みやすいと思います。私は常温で最低
1日1本飲んでいます。

「おいしい！」と口に出しなさい

知人が先日、カリブ海クルーズを体験してきました。乗船中、すれ違うスタッフたちが決まって口にするのが、この言葉だったとか。

「こんにちは！　楽しんでる？」

そう声をかけられると、つい「うん、とっても楽しいわ！」と応えてしまうと言います。

私はこれを聞いて、「このクルーズ会社はすごいな」と思いました。だって、「楽しい！」を連呼することで、ゲストの脳にそれがインプットされ、忘れられない旅になるはずだから。

声に出すといえば、私は外食をしたときに、出されたお料理がおいしければ、必ず「おいしいわ！」と口に出すことにしています。

そして帰り際にも、「おいしくいただきました。ごちそうさま」とお店の方にひと言かける。

そうすれば、次回行ったときに「今日は、こんな食材が入っていますよ」と教えてくれることも。心をこめたひと言が、コミュニケーションをとても円滑にしてくれるのです。

自宅に知人を呼んですき焼きパーティーをしたときも、みんなが口々に「おいしい！」「このお肉、最高ね！」などと言うものだから、なんだか「おいしい」が家じゅうにこだまするようで、とても幸せな気持ちになりました。

まさに、声に出すことによって、おいしさが倍増するような気になるから不思議。本当に言葉には魔術があると思ってしまいます。

さて、この「声出し」はスキンケアにも生かすことができます。たとえば鏡で自分の顔を見たとき、「あら、こんなところにシミが」「やだ、シワが深くなっているじゃない」と、アラ探しばかりしていたら、どうしてもネガティブな表情になってしまいます。

だから、ときには「あら、今日の肌いいじゃない！」と鏡の中の自分を褒めてあげるのです。女性は褒められるときれいになるといいますから、自分で自分を褒めることもひとつの美容法だと思って、どんどん自分の肌を褒めましょう。それが「きれい度」をアップさせる近道です。

余談ですが、私は自宅でひとりで食事をしているときも、お料理が上手くできたら「今日の煮物、すごくおいしい！」と自分で自分を褒めています。

「おいしい！」と口に出すときに、怒った顔をしている人っていませんよね。ニコッと笑うことは健康にも、もちろん美容にもいいこと。だから私は、これからも自分のために、そして周囲の人のためにも、「おいしい！」と素直に言える心を持ち続けたいと思っています。

わが家のキッチンには、「決して欠かさないもの」がいくつかあります。まずは、お気に入り

の調味料。とくに、福来純のみりん、村山本家醸造の千鳥酢、原了郭の黒七味は、私にとっ

て味付けの要。薄味で何にでもかけられる梅しょうゆも、とても重宝しています。

そして食材でいえば、生姜、ねぎ、唐辛子、ごま、かつお節、そうめん、ブルーベリーの

瓶詰など。さらに、ツナ缶や魚肉ソーセージ、さんまやいわしの缶詰などがあれば完璧です。

生姜は刻んで煮物の中に入れたり、みそ汁やうどん、お豆腐など何と合わせてもいい。ツナ

缶ならきゅうりと和えたり、魚肉ソーセージはチャーハンやサラダに。そして、ブルーベリー

はヨーグルトにのせるだけで立派なデザートになります。

要するに保存、応用のきくものをいくつか買い揃えておけば、少しのものを買い足すだけで、

簡単におかずをつくることができる。私だって面倒なのは嫌い。一から買い物となると「お弁

当、買ってこよう」となりますが、常備食があるからこそ「つくろう」という気になるのです。

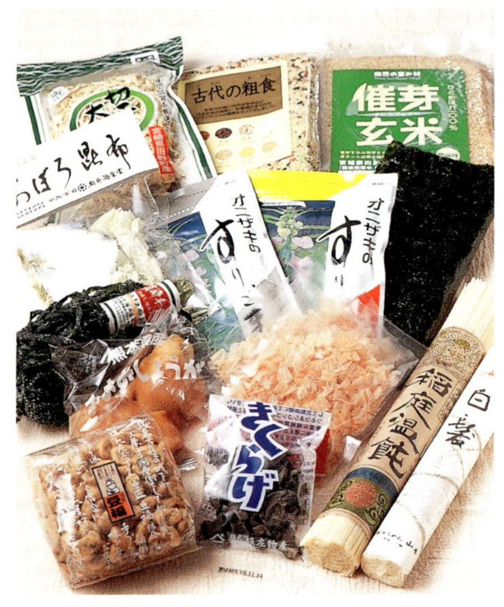

乾物類は日もちするので便利です。ごまやかつお節は
いろいろなおかずにかけていただいています。

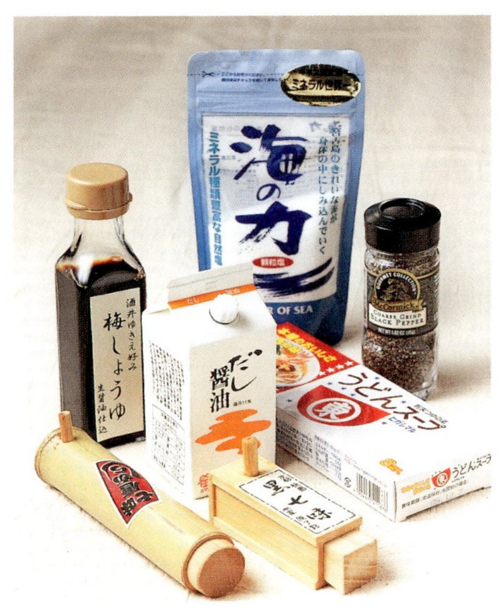

私は調味料にこだわりをもっています。なるべく塩分
を控え、こしょうや七味で味を調節します。

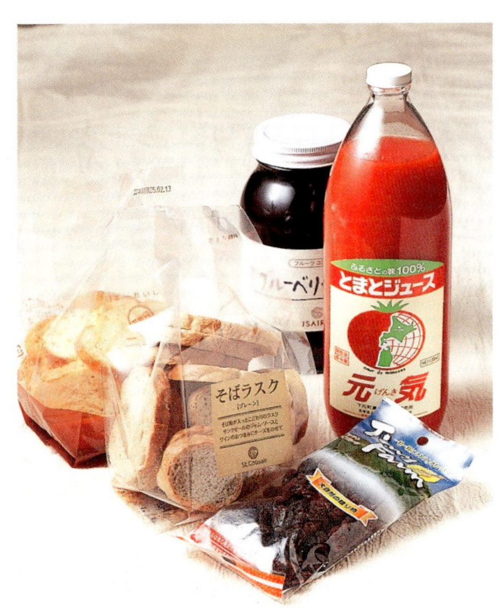

朝の食卓に欠かせないラスクやブルーベリーコンポ
ートはお取り寄せ（第4章参照）の定番。

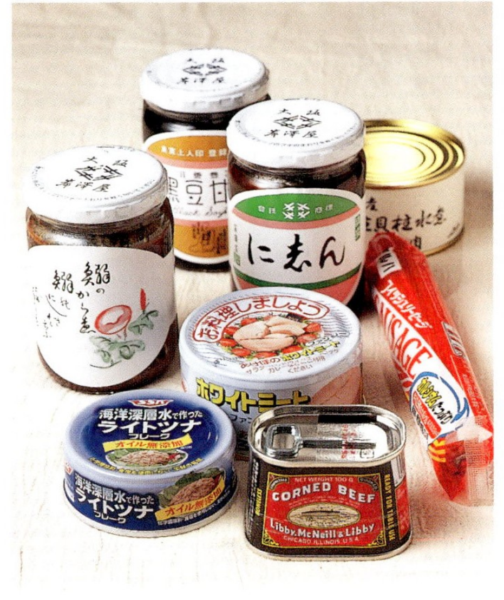

缶詰や瓶詰の食品は「おかずにもう一品ないかしら」
と思ったときにとても重宝します。

「冷凍」と「つくりたて」の使い分け

今はハンバーグやから揚げなどの冷凍食品や、お惣菜など「出来合いのおかず」が充実していて、それこそ、子どものお弁当が「冷凍食品のオンパレード」などということも。でも、私は昔から、基本的におかずは自分でつくるようにしています。

たとえばポテトサラダでも、茹でたじゃが芋を一生懸命につぶして、茹で卵を刻み、そしてきゅうりやにんじん、ハムまたは魚肉ソーセージを加えれば、自家製のおいしいサラダができ上がるわけでしょう。特別な材料は使っていないけれど、やはり市販のお惣菜とは味が違う。

つみれだって、スーパーで完成品を買ってくれば楽だけど、自分で魚をすりつぶして味付けをすれば、たとえ不恰好でも歯ごたえや素材の味が格段に際立つのです。

「ひと手間」でこんなにも味が変わるなら、食いしん坊の私はその手間を惜しみません。

また、少人数の家庭では、一度にご飯をたくさん炊き、それを小分けにして冷凍することもあるようですが、私には「ご飯は炊きたてが一番」という、ささやかなこだわりがあるので、結婚当初からご飯だけは毎日炊いていました。そして余ったら、週末に冷蔵庫にある野菜を具にして、チャーハンにするのです。

とはいえ、「冷凍なんて大反対！」ということではありません。

お料理に使う食材としてかつてよく取り寄せていた、北海道産の「冷凍かぼちゃ」。ひと口大に切って茹でたかぼちゃが冷凍パックで送られてくるのですが、すでに火が通っているから、レンジで温めてレーズンと塩、こしょう、そして生クリームとマヨネーズで和えると、それだけでおしゃれなパンプキンサラダが完成。サラダ菜に巻いて食べると、これがまたおいしい！

人から「これおいしいわよ！」と聞けば、何でも一度はチャレンジする私は、冷凍食品でも自分のニーズに合えば取り入れていくし、逆に「このお料理は、つくりたてがいい」と思えば、たとえ忙しくても調理の手間を惜しまない。

すべてトライ＆エラーの繰り返しによって、自分の味覚で判断できるようになるのです。

化粧品だって同じこと。「友達がいいと言ったから……」「雑誌に載っていたから……」というのは、あくまでも他人の声にすぎないのです。

実際に使ってみて、香りを確かめ、そしてよく自分の肌の声を聞く。それを繰り返すことで自分の肌に対する知識や必要なもの、不要なものがわかるようになる。そうやって自分にぴったりのものを選ぶ目をもったとき、女性は本当にきれいになれるのです。

私はダイエット・マニア

きれいになろうと思う一心で、ダイエットをする方がいますが、私は「食べないダイエット」には反対です。肌は内面を映す鏡ですから、いくらスキンケアに精を出しても、中身がスカスカでは真の美肌にはなれません。しかも、食事を抜くと血色が悪くなり、シワやたるみも出てやつれた印象に。食べないダイエットでいいことなんて、実はひとつもないのです。

そういう私も、いろいろなダイエットを試してきました。そして44歳のとき、ついに自分にぴったりの方法に巡り合ったのです。それが1日2食・1食9品目(肉・魚・野菜・豆類・脂・乳製品・海藻・貝類・卵)を摂り、歩くなどの適度な運動をするという「和田式ダイエット」。この健康的なダイエットのおかげで、一時期は60キロ近くあった体重が47キロに。

それと同時に、さまざまなことが好転していきました。体型が変わり、服装が変わり、肌がツヤツヤになり、性格まで明るくなりました。気持ちも身体も軽くなったのです。

その喜びが忘れられず、私は今でも和田式を続け、そしてベスト体重をキープしています。

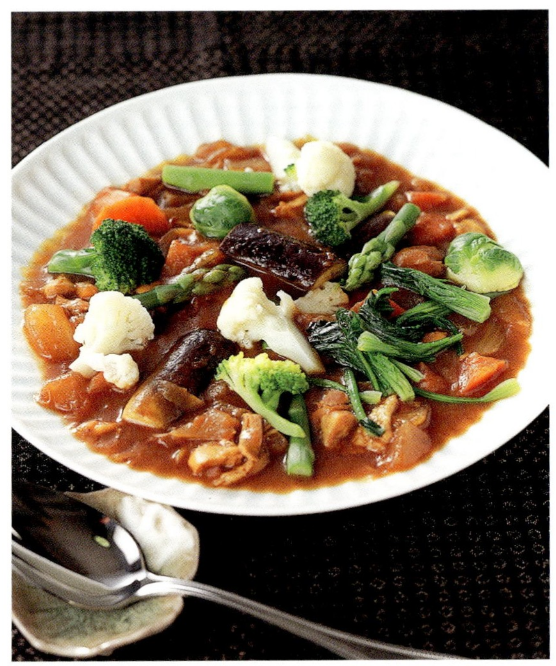

ダイエット野菜カレー

材料

　　煮込む具：鶏のもも肉、セロリ、玉ねぎ、にんじん、大根、なす、カレーのルー
　　茹でる具：ブロッコリー、カリフラワー、アスパラガス、芽キャベツ、ほうれんそう

つくり方

1　煮込み用の野菜は玉ねぎ以外は皮をむかず、乱切りにする。
2　鍋に水を入れ、その中に鶏肉と野菜（なす以外）を一緒に入れる。
3　具が煮えたらカレーのルーを入れてさらに煮込む。
4　やわらかくなった野菜をスプーンの腹でつぶし、消化によいスープ状になるまで煮込む。
5　なすは煮込みすぎると形がくずれるので、最後に入れる。
6　茹で野菜用に鍋に湯を沸かし、ほうれんそう以外の野菜を一緒に茹でる。
7　ほうれんそうは適量を電子レンジで加熱する。
8　カレーを皿に盛り、茹で野菜を彩りよく上にのせる。

ポイント！

　　カレーには白いご飯と思われがちですが、「和田式ダイエット」は炭水化物を摂りませんから、スープとしてヘルシーにいただきます。根菜類の甘みを消さないように、味見をしながらカレールーを加えることがおいしく仕上げるポイント。

10万円のクリームより食事が大切

肌トラブルを発見したとき、「頬がくすんでいる」「シワが増えた」と大騒ぎして、高いクリームに手を出すのが女性の常ですが、問題はもっと深い場所にあることをご存じでしょうか。

これまでにも私は著書の中で、何度も肌の構造を解説しているので、すでにわかっている方もいらっしゃると思いますが、表皮というのは肌の一部分にすぎません。

人間の皮膚は、大まかにいうと肌表面の「表皮」と肌の奥にある「真皮」と「皮下組織」から成り立っており、表皮の上には「角質層」、そして表皮と真皮の間には「接合部」が存在します。

表皮は、接合部を通して真皮から栄養をもらっていますが、突き詰めれば真皮とその下の筋肉をつなぐ皮下組織には血管も通っている。そしてそれらは、いうまでもなく食べ物からつくられています。そう考えると、きれいな肌は健康な身体があることでつくられ、健康な身体をつくるには質のよい食事が不可欠であるということがわかるはずです。

私はこれまでに、年間2000人もの女性の肌を見てきましたが、ひどい肌トラブルがある方というのは、スキンケアをさぼっている人では決してない。

それよりもむしろ、肌をきれいにしようとするあまり、必要以上に洗顔をしたり、いろいろな化粧品をやみくもに使って表皮を酷使し、結果、肌をボロボロにしているのです。

「先生、助けてください！」そう言って私のところに駆け込んでくる女性に、よくよく話を聞いてみると、「ほとんど水分を摂らない」「自炊をしていない」など、スキンケアや化粧品選びの間違いというより、まずは食事や精神面で問題がある方が多いのです。

そしておもしろいことに、肌がギトギトしている方は、天ぷらやから揚げなどの油っぽい食べ物が好きで、クマができやすい人は塩辛いものが好きというように、ふだんの食事が肌タイプを決めていることが多いのです。

でも逆にいえば、食べ物に気を遣えば、肌も変わるということ。

だからオイリー肌の方は、化粧品に何万円もかけるよりも、まずは油分を控えた食事に切り替えたほうがいいし、クマが気になるならコンシーラーで隠すのではなく、水を飲んで塩分を控えること。このほうがよっぽど肌はきれいになるはずです。

栄養バランスのとれた食事には、どんな高価な化粧品も太刀打ちできない、絶大な「肌改善パワー」を秘めています。だから私はこう言いたい。

「肌を変えたいなら、食べ物を変えなさい」と。

1

ローションパック

　「肌をどうにかしたい」という方に、私が真っ先におすすめするのが「ローションパック」。

　やり方はいたって簡単。❶コットンを水で濡らして軽く絞り、❷その上に500円硬貨大を目安に化粧水を垂らす。❸そのコットンを5枚に裂き、額、両頬、鼻、あごの5ヵ所に3分間のせるだけ。単に手でパパッと化粧水をつけたときとはまったく違う美肌効果に、私はいつも「ローションパックは美容液に匹敵する」と言っています。

　とくに肌が乾燥したときなどは、その上から鼻と口の部分を開けたラップを被せます。そうすると、ラップと肌の間に熱がこもって天然のスチーム状態に。プルプルになった肌は、次につける美容液をぐんぐんと吸い込み、さらなる美肌効果が期待できるので、ぜひお試しを。

　ただし、ローションパックにはいくつかの注意点があります。

　まず、コットンは大判で、薄く裂けるものを使うこと。両端がミシン留めされているものはNG。大きさの目安は7×8センチ程度で、裂いたコットンで顔全体を覆うのが理想です。もし見つからなければ、薬局で売っている「カット綿」を、3〜5枚に薄く裂いて使う。

　そして、3分間以上放置しないこと。あまり時間がたつと、せっかく肌が吸い込んだ水分が、コットンへ戻って蒸発してしまいます。

　以上のことを守れば、これほど手軽で効果的なスキンケアはありません。

第2章　肌トラブル改善の食品とケア法

「あっ、シミが……」「あっ、シワが……」
鏡を見て、つい口をついて出てくるのは否定的な言葉。
「何とかしなくちゃ！」と化粧品売り場に走る前に、
台所でできること、何かあるかもしれません。
肌の悩みを改善してくれる食品と
お手入れ法を紹介します。

食事で肌は変わる

「医食同源」という言葉があります。これは、広辞苑によると「病気をなおすのも食事をするのも、生命を養い健康を保つためで、その本質は同じだということ」。

また、「肌は内臓を映す鏡」ともいわれます。つまり、皮脂と水分のバランスがよくキメの整った肌、シミやソバカスのない肌は、体内のバランスが高いレベルで保たれている証拠だと。

「医食同源」も「肌は内臓を映す鏡」という言葉も、私はまったくそのとおりだと思います。

美肌のためには、体内が健やかでなければならない。だから私は、健康にも人一倍気を遣っています。そして病気をしたときには、なるべくクスリに頼らず飲食物でケアをする。

たとえば「風邪かな?」と思ったときには、絶対に冷たいものは飲みません。熱湯に生姜汁と黒砂糖を入れて、熱いうちに一気に飲み干す。さらに足に熱めのお湯をかけてベッドに入ると、2〜3時間でダーッと汗が出てくるのです。もうパジャマがグショグショになって、2回ぐらい着替えるほど。そして体温を測ると、38〜39度だった熱が、36・5度ぐらいまで下がっている。そして、翌朝は何事もなかったかのように仕事に出かけます。

また、長年悩まされていた冷え性も、食事で克服しました。以前の私は血圧が低く、手足はいつも冷えてるのに、顔だけが火照っていた。「冷えのぼせ」というものですね。

でも、今から18年前に「和田式ダイエット」に食生活を変えてからは、体質がガラリと変わりました。食事が変われば体質が変わる。体質が変われば肌が変わる。そして、性格が変わる。

決して大げさな話ではなく、本当に人生そのものが変わりますよ。

ただし、そこまで変えるには根気が必要です。

スキンケアもそうですが、ダイエットでも体質改善でも、効果が出るのは3ヵ月たってから。

だから、ちょっと食べ物を変えただけで、「肌が変わらない！」と文句を言うのではなく、「なりたい肌」をイメージして、調味料などから少しずつ改善していくことです。そのうちに、「これは、卵が入っているわ」「肌がくすんでいるから、塩分を控えよう」と、食事に俄然、興味が湧くようになるはず。

化粧品には人一倍敏感なのに、食べることには無関心というのでは、絶対にきれいになれません。

私はむしろ化粧品よりも、食事での体内ケアを重視。だって、まずはそこが整わないと、スキンケアもメイクもスムーズにいくはずがありませんから。

乾燥肌改善の食品とケア

若いころにはギトギト肌で悩んでいた人も、年齢とともに水分や脂分が目減りしていくことに気づくはずです。その証拠に、人間の身体の70パーセントは水分といわれていますが、赤ちゃんのころはプリプリした肌をしていても、おばあちゃんになるとカサカサ、シワシワになるでしょう。これはまさしく水分が減って「枯れる」ということなのです。

でも、悲観することはありません。だって、食べ物や化粧品、そしてライフスタイルで、乾燥はいくらでも防ぐことができますから。

私の場合、肌の乾燥を防ぐために、とにかく水をたっぷりと飲むようにしています。本書でも紹介していますが、ミネラルウォーターを1日に2リットル。それから、よくいただくのがフルーツ。朝食時にキウイやグレープフルーツを食べたり、サラダのドレッシング代わりにレモンをかけたり。こういうものはビタミンCが豊富でしょう。とても肌にいいのです。

また、野菜にも乾燥を防いでくれるものがたくさんあります。かぼちゃやにんじん、ほうれんそうはベータカロテンを豊富に含んでいて、肌をしっとりとさせてくれます。

それから肌に弾力を与えてくれる成分として注目を集めているヒアルロン酸は、化粧品に使われているだけでなく、食べ物からも摂り入れることができます。ヒアルロン酸を含む食材は、さけ、かれい、鶏手羽肉、山芋、里芋など。さけの皮にはベータカロテンの吸収を助け、肌をよりしっとりさせるビタミンDも含まれているので、私は皮まで食べるようにしています。

そうそう、栄養のバランスをとるために、私はよく海苔つきのお菓子を持ち歩くのですが、この海苔も肌の乾燥にはいいのです。家では焼き海苔を常備し、軽くあぶって食べています。

さて、スキンケアにおいては、肌にたっぷりと潤いを与えると同時に、水分と脂分のバランスをとることが肝心です。

乾燥が気になるなら、毎日でもローションパック（28ページ参照）をし、余力があれば、その上からラップで覆い、スチーム効果を利用して肌をふやかします。そうすると毛穴が開き、次につける美容液やクリームの成分が肌に浸透しやすくなるのです。そして、入っていった栄養分を肌の中に閉じ込める最後の「フタ」の役目は、乳液ではなくクリームでしっかりと。

さらに、意外と忘れがちですが、タバコやストレスも乾燥の原因になります。私は、愛煙家の女性にはいつも、「きれいな肌になりたいなら、タバコをやめなさい！」と言っていますし、どんなに忙しくても、一日に一度はリラックスできる時間をもつようにしています。

くすみ改善の食品とケア

何千人もの女性の肌を見てきた経験からいえるのですが、くすみやクマで悩んでいる人とい
うのは、「辛いものが大好き」「塩っ辛いものに目がない」という場合が多いのです。

もっとも、食べ物の好みというのは、そう簡単には変えられないものですが、たとえば私の
場合、トマトとじゃこのサラダ（51ページ参照）をつくるときには、レモンと黒こしょうだけで味
付けをして、塩は一切使いません。良質の素材を選んで、その風味を最大限に生かせば、味付
けはシンプルでも十分においしい料理はつくれるのです。ですから、くすみやクマが気になる
という方は、いつもより塩分を少なくすることからスタートしてみてはいかがでしょうか。

また、私も大好きな黒豆は、滋養強壮にいいことで知られていますが、肌にもとてもいい
のです。何といっても、たんぱく質をはじめビタミンB_1、B_2、E、カルシウムなどの栄養をバ
ランスよく含んでいますし、新陳代謝を活発にしてくれるので、くすみ対策にもぴったりとい
うわけです。

さらに、美白という意味では、ビタミンCがおすすめ。緑茶やパセリ、えんどう豆、柿、ゆ

ずの皮などに含まれています。また、あさり、ほうれんそうなど、鉄分を含むものは顔色をよくしてくれ、もやしは美白や肌の若返りが期待できる食材。

ただし、もやしは一日水につけておくと、ビタミンCが3分の1になるので、軽く洗って水を切ったら、さっと湯通しする程度に。

とはいっても、塩分の摂り過ぎだけがくすみを招くわけではありません。睡眠不足、不完全なクレンジング、顔剃りなど、その原因はさまざま。

たとえば夜帰宅したら、オイルクレンジングで目元や口元もガーッと一気にこすって、ざっと流しておしまい。それでは、アイシャドウや口紅が完全にとれずに色素沈着を起こし、顔をくすませます。また、クレンジングの際にティッシュで肌を強くこすったり、頻繁に顔剃りをするのも、おすすめできません。

皮膚は酷使すればするほどガードを固くして、分厚くなってしまうのです。だから、タオルで顔を拭くときにも、ゴシゴシこすらず「水分をおさえるようにして吸い取る」のが鉄則。

さらに化粧品でケアをするなら、ホワイトニング化粧水によるローションパック、ホワイトニング・マスク、ビタミンCパックなどが効果的です。頬や目のまわりなど、とくにくすみが気になる部分には、そこだけにビタミンC入りの美容液でパックをしてもいいでしょう。

むくみ改善の食品とケア

顔がむくんでいるからといって、水分を控えるのは間違い。むくんだときこそ、水分をたっぷりと摂って、体内の塩分を排出することが肝心です。だから私は、「今日はなんか顔がむくんでいる」「目がはれぼったい」という日には、水をダブルで飲むのです。朝コップ1杯のところを2杯という具合に。そして、出かける前に2回ぐらいトイレに行く。そうすると、むくんでいるときにはきつくて入らない靴が、スルリとはけるようになるのです。

食べ物で同じような働きを求めるなら、利尿作用を高めてくれるカリウムを摂るのが効果的。水分が98パーセントといわれるきゅうりや、そしてわかめやじゃが芋、バナナ、メロンなどにカリウムは含まれています。

たとえばきゅうりなら、生でみそをつけて食べたり、酢の物にしてもおいしい。また、わかめやじゃが芋は、みそ汁の中に入れてもいいですね。

ただし、利尿作用のあるものは、寝る前よりも昼間に食べたほうが、余分なものが排出されやすいといいます。むくみが気になる方は、さっそく実践してみてください。

一方、お手入れでのむくみ解消法としては、リンパマッサージ（64ページ参照）がおすすめ。

たっぷりのマッサージクリームを使って、耳の後ろのくぼみ（耳下腺）、首の両側、鎖骨のくぼみ、脇の下などにある「リンパ節」を順に指で押し、ゆっくりと老廃物を押し出します。

これは、言ってみれば「解毒ケア」。たまった毒素を排出することで、体内を浄化していくのです。

もっとも私の場合、サロンでお手入れをさせていただくとき、フェイシャルマッサージといえども、いきなりお肌表面のお手入れからスタートするわけではありません。

まずは、脇の下のリンパを押したり、鎖骨や首筋までマッサージをして老廃物を流し出すことから始めます。こうすることで、むくみがとれて顔がひとまわり小さくなったり、ハリやツヤが甦ってくるのです。

ただし、むくみの場合、スキンケアではなかなか解消できないのが事実です。栄養バランスのいい食べ物や質のいい睡眠、そしてマッサージなど、身体の中からケアしていくのが一番。

そのうえで、自分に合ったスキンケアをすれば、肌はどんどん輝き始めます。

すべてのトラブルに共通しているのですが、「どうせ治らないから」と放っておくと、状態はどんどん悪化することに。「寝不足で顔がむくんでいる」と思ったら、私は30分でも40分でも時間を見つけて、横になるようにしています。美肌づくりの基礎は、「先手必勝」です。

シワ改善の食品とケア

先日、少し慌しい日が続いて、睡眠や食事が十分に摂れないということがありました。どうにか気力で乗り切ったものの、ふと鏡を見ると、肌はカサカサ、頬には無数の縦ジワがくっきり。つくづく「肌は正直だなぁ」と思いました。そんなときには、いくら高級な化粧品を塗ってもダメ。体内の不調が原因でできたシワは、やはり体内から治さなくては。質のいい睡眠と栄養たっぷりの食事、そしてリラックスすることが一番の特効薬です。

食べてシワを予防するなら、肌を強く、なめらかにするといいます。ハチミツがおすすめ。ハチミツはミネラル、酵素、ブドウ糖、ビタミンが豊富なため、レモンを加えてお湯を注いでドリンクにしたり、トーストにつける、紅茶に入れるなど、摂り入れやすい方法で食事に加えてみてください。

また、ヨードやカルシウムを多く含むひじきは、皮膚や髪の毛の老化を予防することで有名です。水で戻してから油揚げ、竹輪、こんにゃく、豆、れんこん、にんじんなどと組み合わせて、ごま油でサッと炒めてから煮ると、いろいろな栄養が一度に摂れる完璧な「美肌煮」になります。

ります。

さらに、「乾燥肌」のページでも紹介しましたが、ヒアルロン酸も忘れてはなりません。そもそも肌が乾燥しやすいとシワになりやすいので、シワ予防には保湿が大切なのです。強力な保湿力をもち、お肌のハリを保つのに一役買ってくれるヒアルロン酸は、さけ、かれい、鶏手羽肉、山芋、里芋などに含まれています。

さけは焼いて食べるだけでなく、フレーク状にしてチャーハンにすれば、ちょっと目先が変わって楽しくいただけますし、鶏手羽肉を使った料理は、本書でも「美肌スペシャル・メニュー」（104ページ参照）として紹介しているので、ぜひ今度の週末にでもつくってみてください。

なお、お手入れに関しては、マッサージで筋肉を元気にしてあげるのが効果的。そうすることで、弾力を強化するのです。また、縦のシワは横に、横のシワは縦、つまり、シワが消える方向につまんで「修整」するのも、地味ながら大事なケア。

さらに、シワになりやすい目元や口元には、美容液やクリームをこまめにたたき込んでスペシャルな保湿を心がけてください。

シワは一日にしてならず。

一年かけてつくったシワを戻すには、3年かかるといわれます。だから予防を第一に。できてしまったシワは、食事とお手入れで根気よくケアしていきましょう。

ビタミンB₂を摂って予防のケアを

大人のニキビは、いつも同じような場所に現れ、なかなか消えてくれないのでやっかいです。また、炎症がひいても跡が残りやすいので、とにかく「予防」をすることが大切。そのためにも、食事はとても大きな要素になってきます。

ニキビや吹き出物を防ぐなら、まずは腸内環境を整えること。身体の中からきれいにお掃除することで、ニキビのできにくい身体にしていくのです。

それにはこんにゃくが大活躍してくれます。こんにゃくの主成分である食物繊維（グルコマンナン）は、腸内のお掃除係。腸の状態を整えて、ニキビや吹き出物を抑えるので、みそ汁や煮物の中に入れて、ときどき食卓に登場させてください。

さらに、ニキビ予防にいいといわれるのが、ビタミンB類。皮膚の炎症には、とくにビタミンB₆が有効で、レバー、じゃが芋、バナナ、いわし、まぐろ、さけなどに含まれます。

また、皮脂からくるニキビや吹き出物に悩んでいる方は、ビタミンB₂を積極的に摂るようにしてください。

ビタミンB₂は「美容ビタミン」とも呼ばれ、脂質の代謝に欠かせないもの。いわし、さば、さんまなど背の青い魚のほか、うなぎ、牛乳、納豆、しじみなどにも含まれています。

また、えびやかになどの甲殻類やいか、たこが好きな人というのは、額に白ニキビができやすい傾向があります。気になる方は、そういった食材を控えたほうがいいかもしれません。

ところで、ホルモンバランスのくずれやストレス、皮脂の過剰分泌など、ニキビの原因はさまざまです。オイリーな状態だけでなく、乾燥し過ぎた肌にできることもあります。

でも、生理前の吹き出物などは、ある程度予測ができますから、「そろそろ出そうだな」と思ったら、リンパマッサージをして老廃物を体外に押し流したり、スクラブ洗顔で肌表面をやわらかくして、吹き出物ができにくい肌にしておくのも賢い「先手必勝法」です。

では、ニキビができてしまったらどうするか。

少量のアルコールを含む化粧水をコットンに含ませて、ニキビの部分を殺菌したあと、芯がある場合には清潔にした指先でニキビのまわりをもみほぐし、あごの下をリンパマッサージします。そのあとにビタミンCパックをして色素沈着を防ぎます。くれぐれも無理につぶさないこと。そこから雑菌が入って炎症を起こしたり、ニキビ跡の原因になりかねません。

美白系の美容液も毛穴を引き締める効果が期待できるので、脂性肌にはおすすめです。

カサカサ唇改善の食品とケア

いくら肌のお手入れをきちんとしていても、また完璧にメイクをしていても、唇がカサカサして皮がむけていたら、百年の恋も冷めるというものです。

ツヤのあるバラ色の唇は女性らしさの象徴。私はもちろん、肌と同様に唇のケアも大切にしています。

そもそも、唇がカサカサになるのは、乾燥のせいもありますが、胃の粘膜が荒れていることが多いものです。たとえば辛いものを食べ過ぎたり、栄養のバランスが悪いなど、何か思い当たることがあれば、胃を刺激しない食事を摂ること。また、ビタミンC、Eの不足もカサカサを招くことがあります。

そんなとき、私の場合はうどんやおかゆ、じゃが芋など、消化のいいものを食べたり、キウイやグレープフルーツなどのフルーツでビタミンCを補い、逆に、消化に時間がかかって胃に負担をかける繊維質の多いものは避けるようにします。

また乾燥対策には、ベータカロテンがおすすめ。かぼちゃやにんじんに多く含まれているので、煮物やみそ汁などに入れてみてはいかがでしょうか。

さて、スキンケアについてですが、やはりメインは保湿になります。私の場合は、リップクリームではなく、保湿用の美容液を唇に塗って、肌とまったく同じようにケア。また、昔から唇の荒れにはハチミツがいいといわれています。ハチミツは天然の潤滑剤。たっぷりと唇に塗り、その上からラップを被せて5分間。唇がしっとりしてくるはずです。

カサカサ唇と同様に「唇のくすみ」というのも美容においてはマイナス要素です。唇の色が悪いときには、とにかくリンパマッサージ。耳の後ろにあるくぼみ（耳下腺）を刺激し、顔にたまった老廃物を流していけば、しだいに代謝がよくなり、唇がほんのりバラ色に。

簡単なマッサージなので、「今日は唇の色がどうも……」という日には、おでかけ前にぜひ試してみてください。

もしかしたら、みなさんの中に「冬に唇が乾くのは、仕方ないじゃない」と考えている方がいるかもしれません。でもカサカサ唇は、放っておくと唇の縦ジワを定着させるので要注意。

それからメイクに関しては、乾燥を加速させるパール入り口紅は厳禁。普通の口紅の上から薄くグロスを塗ってみてください。唇の乾燥が目立たなくなるだけでなく、カサカサ唇の予防にもなります。

火照り改善の食品とケア

血液サラサラ食材とお肌を鎮静させるケアを

炎天下でテニスをした、緊張で顔が紅潮したというものから、「手足は冷たいのに、顔だけがポッポする」という体質的なものまで、火照りのタイプはさまざま。中には、血圧によるものや、遺伝ということもあるでしょう。

でも一般的に、のぼせや火照りは血液の循環をよくすると改善されることが多いのです。私の場合、火照りが気になるときに決まって飲むものがあります。

それは黒ごま入りトマトジュース。常備しているトマトジュースに、大さじ1杯のすった黒ごまを混ぜるだけ。トマトの酸味とごまの香ばしさが、絶妙なハーモニーを生むだけでなく、血流がよくなるからです。

そのほかにもおすすめの食材としては、たらこ、うなぎ、かぼちゃ、アーモンド、ピーナッツなどがあります。

これらはビタミンEを含んでおり、ホルモンのバランスを整えたり、また血行を促進してくれるのです。

また、血液をサラサラにしてくれるいわし、さば、さんまなどの背の青い魚やぶり、トマト、玉ねぎ、納豆も火照りを静めてくれる食品です。

スキンケアに関しては、たとえば夏の強い日差しを浴びて火照りが消えないというのなら、まずは肌を「鎮静」させること。きちんとクレンジングをした後、冷蔵庫で冷やしたタオルをラップで包み、粗熱を取る気持ちで顔にのせます。

それだけでもずいぶん火照りは治まるはずですが、さらにおすすめしたいのが「ウォーターマッサージ」です。霧吹きのようなスプレー容器や鶴頸スポイトに精製水を入れ、筋肉の流れに沿ってまんべんなく顔にかけるケアです。また、ゼリーの空き容器などを使って氷をつくり、それをラップで包んで肌の上で転がせば、毛穴も締まって肌が落ち着いてきます。

一方、「手足は冷たいのに顔はポッポ」という方は、おそらく血行がよくないはず。バスタブにゆっくりと浸かって半身浴をしたり、身体を温める食材を積極的に摂るようにしましょう。身体を温めてくれるのは、にんじん、かぼちゃ、長ねぎ、にら、生姜、唐辛子、鶏肉など。冷えが気になる方は、夏でも氷の入ったジュースではなく温かいハーブティーという具合に、年間を通して「温める」ことを意識してください。

火照りが解消されればメイクのノリがよくなり、「美人度」もアップしますよ。

②

ウォーターマッサージ

　これは、私のサロンでも取り入れているもので、顔の表情筋を活性化するマッサージです。

　用意するものは、100円ショップや日用雑貨店で売っているノズル付きのスプレー、または鶴頸スポイト。これに薬局などで取り扱っている精製水を入れ、筋肉の流れに沿って、まんべんなく水をかけていくのです。

　順番は、額→右目のまわり→右頬→口のまわり→左頬→左目のまわり→鼻筋という具合に。「外から内」「下から上」を意識しながら、目や口のまわりは円を描くように、そして額は横、鼻は縦、さらに頬は横→縦方向に注水していきます。

　ここでのポイントはある程度の刺激を与えること。筋肉へ働きかけるマッサージなので、容器を顔から離して適度な勢いをつけましょう。

　エアコンで身体が冷え切ったときや、緊張で顔がこわばったときなどは、いくら肌表面に潤いを与えても、水分が肌の奥へ浸透しないことがあります。そんなときは、筋肉レベルで顔をほぐしてあげることが必要になってくるのです。

　ウォーターマッサージは、筋肉を適度に刺激しながら同時に表皮をふやかして肌の状態を整えてくれる。終わったあとは、肌がふっくらとして、毛穴が目立たなくなっているはずです。

第3章

美肌カレンダー

春、夏、秋、冬。
お肌も季節に合わせて衣替えが必要です。
正しいお手入れと、旬のものをおいしくいただく習慣。
内から、外から、お肌をきれいに保ちましょう。
季節ごとのスキンケア法と美肌メニューをご紹介します。

春のお手入れ注意点

春のお手入れにおいて、もっとも気をつけたいのは紫外線対策。多くの女性は、日差しが強くなる夏になってから、ようやくUVケアをスタートしますが、そのタイミングでは遅いのです。春のうちからしっかりと紫外線対策を行い、夏に向けて「焼けにくい肌」をつくっておくことをおすすめします。

また、この時期は暖かくなり始めたという開放感と、各化粧品メーカーから春夏の新製品がズラリと出揃うこともあり、つい「サッパリ系」のケアに走ってしまいがち。とくに乾燥肌の人は、冬の名残である「ざらつき」が残っていますから、保湿を忘れてはいけません。できれば、スキンケアの締めは乳液よりもクリーム。目のまわりのシワが気になるなら、朝晩のアイクリームを忘れずに。逆にベタつきが気になる方は、そろそろホワイトニング洗顔やホワイトニング・ローション、またビタミンC入りの美容液などを使い始めてもいいでしょう。

なぜ私がここまで保湿、保湿というのかというと、水分を含んだ肌は日に焼けにくいから。ローションパックやラップパック（28ページ参照）を日常的に取り入れて、水分補給を。

1　洗顔……ムース・タイプ

2　化粧水……保湿系ローション

3　美容液……保湿系美容液

4　乳液／**クリーム**……保湿系乳液 または **クリーム**

5　下地……SPF入りの乳液タイプ

6　**ファンデーション**……リキッド・タイプ

春になったとはいえ、よほどオイリーな状態でなければ保湿を心がけてください。ただし、自分の肌と相談をして、いわゆる「フタ」の部分は乳液を使ってもOK。また、紫外線対策は必須です。SPF入り下地のベタつきや白浮きが気になる人は、1対1の割合で乳液と混ぜて使ったり、最近ではSPF入りの乳液もあるので、それで代用してもかまいません。

1　**クレンジング**……エマルジョン・タイプ

2　化粧水……保湿系ローション

3　美容液……保湿系美容液

4　乳液／**クリーム**……保湿系乳液 または **クリーム**

まずは保湿系化粧水でローションパックをして、続いて保湿系の美容液、乳液を使って、夜もしっかり潤い補給を。クレンジングの後は基本的に素洗いで十分ですが、たくさん汗をかいた日や屋外に長時間いた日は、ゼリー・タイプの洗顔料でサッパリと洗いあげてもいいでしょう。春先の吹き出物や小ジワには、ビタミンA入りの美容液がおすすめです。

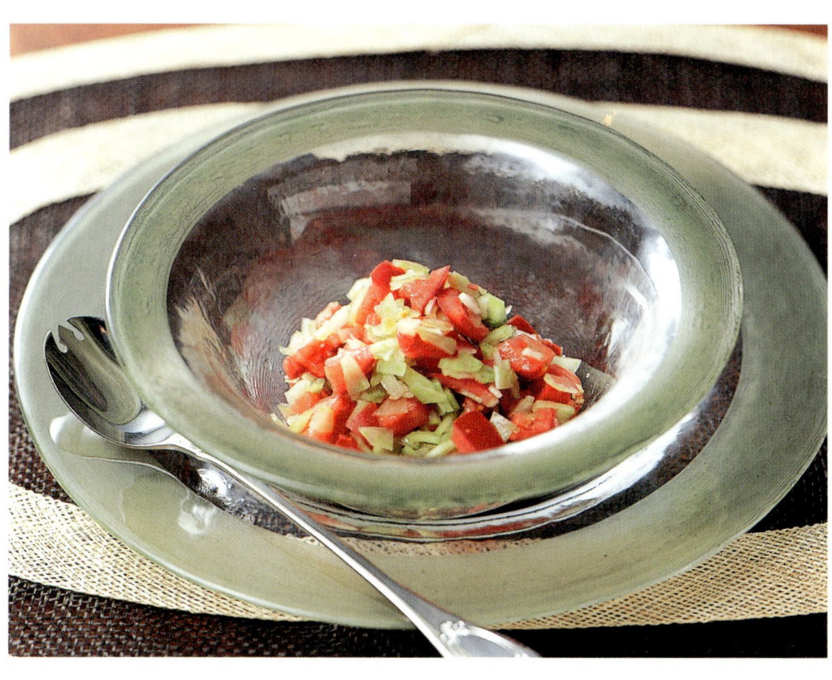

トマトとセロリのサラダ

小さく切ったトマトの赤と、みじん切りにしたセロリの緑が食卓を彩ってくれる、春らしい一品です。トマトは、ベータカロテン（ビタミンA）やビタミンCのほか、カリウムなどのミネラルも豊富。さらに赤い色の成分であるリコピンは、肌がサビるのを防いでくれます。また、食物繊維が豊富なのがセロリ。もしセロリがない場合は、絶大な健康パワーをもつブロッコリーを使ってもいいでしょう。「素材の風味を生かして、味付けはシンプルに」というのが私のモットーですが、ドレッシングに変化をつけたいなら、出しじょうゆを加えて和風にしてもおいしいです。

材料

トマト、セロリ、オリーブオイル、酢またはレモン

つくり方

1 トマトを小さく切る。セロリはみじん切りにして軽く塩もみをして水洗いし、絞っておく。
2 小さじ1ずつのオリーブオイルと酢またはレモン汁をミックスし、混ぜ合わせた1の上にかける。
3 塩、こしょうで味をととのえる。

ポイント！

セロリの代わりに、肌サビ防止効果絶大のブロッコリーの芽（スプラウト）を使うのもおすすめ。値段もお手ごろです。

トマトとじゃこのサラダ

朝起きて鏡で「肌チェック」をしたとき、「今日はむくんでるわ」と感じたら、このサラダの出番です。かつて「むくみ撃退サラダ」としてテレビで紹介したときにも、「簡単につくれて、とてもおいしい！」と、大変な反響がありました。ちなみにトマトには、むくみを解消してくれるカリウムがたっぷりと含まれ、じゃこはカルシウム不足によるイライラを抑えてくれることから、「天然の精神安定剤」といわれているとか。ただし、気をつけていただきたいのが調味料。塩分を多く摂ると、むくみはひどくなります。じゃこに塩分が含まれるので、「塩はかけない」のが佐伯流です。

材料

トマト、じゃこ、レモン、粗挽きの黒こしょう

つくり方

1. トマトを輪切りにする。
2. 皿に並べたトマトの上にじゃこをかける。
3. レモンを絞り、粗挽きの黒こしょうを上からかける。

ポイント！

黒こしょうに含まれるピペリンという香りの成分は新陳代謝をアップさせる効果があるので、食べる直前にサラダにかけましょう。

レタスと卵のスープ

よく眠れた日の翌朝は肌にハリがあるけれど、よく眠れなかったときはカサカサ。実は睡眠と美容にはとても深いつながりがあります。「最近、気持ちよく眠れない」という方は、心身ともにリラックスさせてくれるスープを。卵には美肌づくりに欠かせないアミノ酸、レタスには眠りを促してくれるラクツコピコリンが含まれています。パセリを加えると美肌効果がアップします。同じ卵スープでも、かつお出しに貝割れ菜や三つ葉で「和風」、コンソメにブロッコリーやセロリで「洋風」、中華スープににらや豆苗（トウミャオ）で「中華風」にと、味のアレンジをしてみてください。

材料

レタス、卵、寿司海苔、パセリ

つくり方

1. 好みの出しでスープをつくる。
2. 溶き卵を入れる。
3. レタスを加えてさっと茹でる。
4. 食べる前にちぎった寿司海苔1枚とパセリのみじん切りをちらす。

ポイント！

卵のたんぱく質と野菜のビタミンCで肌にハリを与えるコラーゲンがつくられます。ビタミンCが豊富な野菜と卵を組み合わせましょう。

夏のお手入れ注意点

塩害対策と保湿。夏のお手入れは、このふたつに重点をおいてください。

まず、「塩害」について。これは汗や涙などの塩分によって、肌がダメージを受けることです。

塩分を放置しておくと顔がヒリヒリするだけでなく、手でこすったりかいたりすることで皮膚が傷つき、炎症を起こして肌をボロボロにしてしまうのです。とにかく「塩分は肌の大敵」と心得て、乾いたハンカチやティッシュではなく、洗顔するか濡れたコットンまたは綿棒でぬぐって、汗や涙を一刻も早く取り除きます。汗をかきやすい私の知人は、夏になると洋菓子についてくる「保冷剤」をハンカチに包んで小さなビニールに入れ、バッグにしのばせるとか。最寄りの駅に着くころにはハンカチがひんやりと湿り、それで汗を拭くようにしてからは、かぶれも化粧くずれも一切なくなったといいます。

また、一日中エアコンにあたっている人は、夏でも肌が乾燥しがち。そこに紫外線があたると、一気に日焼けをしてシミの原因になりますから、「夏こそ保湿」が鉄則です。ただし、皮脂や毛穴が気になるという人は、ホワイトニングケアをメインにしてもかまいません。

朝のケア

化粧くずれが気になる人は、土台づくりをしっかり！

1 **洗顔**……ゼリー・タイプ

2 **化粧水**……保湿系ホワイトニング・ローション

3 **美容液**……ビタミンC入り・保湿系美容液

4 **乳液／クリーム**
……保湿系乳液またはホワイトニング・クリーム

5 **下地**……SPF入り下地クリーム

6 **ファンデーション**……リキッド・タイプ

下地クリームのSPF値は15〜20で充分ですが、春よりも量をやや多くして、紫外線対策の強化を。また、乾燥肌の人がこの時期に保湿を怠ると、秋冬にはスカスカ肌に。クリームに抵抗があるなら、乳液の二度づけがおすすめです。化粧くずれしやすいオイリー肌の方は美容液や乳液をしっかり肌に入れ込んで、ファンデーションがよれない土台づくりを。

夜のケア

過剰な洗顔はオイリー・ドライ肌のもと。

1 **クレンジング**……エマルジョン・タイプ

2 **化粧水**……保湿系ローション

3 **美容液**……保湿系美容液

4 **乳液／クリーム**……保湿系乳液またはクリーム

夏の夜も基本は保湿。ただし、皮脂が気になる方や、乾燥肌でも「さほど乾燥が気にならない」という日は、ホワイトニング・ローションやビタミンC入りの美容液を使ってもOKです。また夏は、過剰に洗顔をする人が増えます。でも肌のこすり過ぎは、オイリー・ドライ肌を招くことに。3日に1度のパックやスクラブで、上手に表皮ケアをしましょう。

ぶどうジュースと牛乳ミックス

私は牛乳があまり得意ではないので、よくブルーベリーのコンポートやぶどうジュースと混ぜていただきます。そうすると、牛乳の栄養をしっかりと摂りながら、デザート感覚でおいしく飲めるのです。しかも調理法は「混ぜるだけ」だから、忙しい朝でもスピーディにつくれる。牛乳には脂質の代謝に欠かせないビタミンB2や、イライラを防ぐカルシウムが含まれているし、ぶどうに含まれるアントシアニンは、目の働きをよくする効能があります。よく「魚は目を見て買え」というでしょう。目は鮮度の象徴。アントシアニンは、きれいな瞳のためにも積極的に摂りたい成分です。

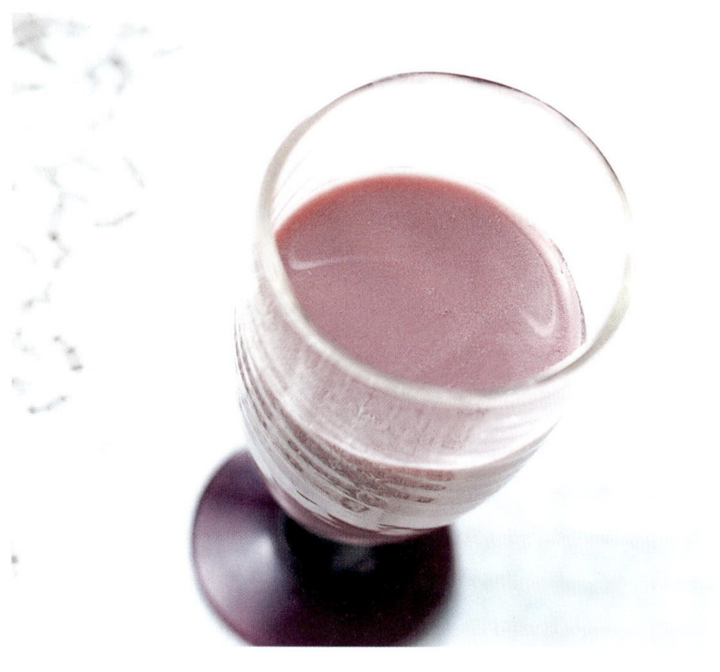

材料

果汁100%のぶどうジュース、牛乳

つくり方

1 ぶどうジュースと牛乳を混ぜる。割合はお好みで。
2 ヨーグルトを大さじ1加えると整腸効果がアップ。濃厚な味の豆乳と混ぜてもおいしい。

ポイント！

乳製品が苦手な方は、コーンフレーク少々とバナナやいちごなどのフルーツと混ぜたり、抹茶と混ぜるのがおすすめ。抹茶に含まれるカテキンは肌サビを防ぎ、マンガンは別名「愛情ミネラル」と呼ばれ、女性をやさしい気持ちにさせてくれます。

バナナジュース

いうまでもありませんが、ストレスは美肌の大敵。もっとも、食べ物だけでストレス解消というわけにはいきませんが、このジュースは試してみる価値アリです。というのも、最近知ったのですが、バナナには「幸せホルモン」の原料となる、トリプトファンというものが含まれているそうです。だから「何をしても楽しくない」「いくら食べても満足しない」などイライラしがちなときにいいのだとか。また、塩分を体外に出して、むくみを解消してくれるカリウムも多く含まれているのがバナナ。牛乳をベースにして、いちごやココアの粉末などを混ぜても美肌効果が期待できます。

材料

バナナ、牛乳

つくり方

1 できるだけ熟したバナナをスプーンでつぶす。
2 牛乳と混ぜる。

ポイント！

美肌の大敵は不完全な新陳代謝。お通じがスムーズでないという方は、繊維質が豊富なバナナを朝食の定番にしてみてはいかがでしょう。

にんじんサラダ

私はブラック派なので、喫茶店でコーヒーを飲むときについてくるコーヒークリームを、ときどき持ち帰ります。そして、にんじんサラダのドレッシングとして利用するのです。にんじんは、皮膚や粘膜を健康に保つために欠かせないベータカロテン（ビタミンA）が豊富ですが、油脂と一緒に摂ると吸収がぐんとよくなるのです。コーヒークリームには脂肪分があるので、にんじんとの相性は抜群というわけです。このサラダは、見た目に鮮やかなだけでなく、クリームを使うことで独特のコクが出るため、ホームパーティーのときにテーブルに並べると非常に評判がいいのです。

材料

にんじん、コーヒークリーム、干しぶどう、マヨネーズ

つくり方

1 にんじんを太めの千切りにする。
2 軽く塩もみをし、水分をよく切る。
3 干しぶどうをお湯に浸し、ふやかしておく。
4 マヨネーズ、コーヒークリーム、絞って水分を切った干しぶどうを入れてよく混ぜる。

ポイント！

コーヒークリームがなければ、牛乳でもOK。マヨネーズはアメリカの「ベストマヨネーズ」がおすすめです。

秋のお手入れ注意点

肌にも夏の疲れが出始めると同時に、これから始まる「乾燥の季節」を乗り切る準備をしなければならないのが秋。「癒し」と「予防」の両面から、肌のコンディションを整えていく必要があります。

この時期になると、乾燥肌の人は「与えよう」とするあまり、いきなりクリームを多用する傾向が。でも、夏の肌疲れが残ったままでは、化粧品も思うように浸透しません。まずは、パックやスクラブで角質ケアをし、さらにローションパックで表皮をふやかすことで、美容液やクリームが馴染みやすい肌をつくっていきましょう。

一方、オイリー・タイプの方は、年間を通じて保湿を敬遠しがちです。でも、この時期の肌をよく見ると、「Tゾーンはギトギトなのに、頰の皮がむけている」という状態になっていることがよくあります。ついギトギト部分に目がいってしまうのはわかりますが、スキンケアの基本は顔全体の「水分」と「脂分」のバランスをとること。オイリー・タイプの方も、秋の夜のケアからは保湿用の美容液やクリームを使って、Tゾーン以外の部分を潤していきましょう。

朝のケア

そろそろ始めたい、目元・口元の小ジワ対策。

1 **洗顔**……フォーム・タイプ
2 **化粧水**……保湿系ローション
3 **美容液**……小ジワ対策用の美容液
4 **乳液／クリーム**
　……小ジワ対策用の乳液またはクリーム
5 **下地**……保湿系のクリーム・タイプ
6 **ファンデーション**……リキッドまたはクリーム

乾燥の季節が到来すると、目元・口元の小ジワが気になり始めます。ですから、朝の「予防ケア」の段階で、美容液や乳液に小ジワ対策用のものを導入するといいでしょう。アイクリームの使用も効果的です。また秋になったら、どんな肌タイプでもリキッド・ファンデーションを選ぶことをおすすめします。乾燥がひどければ、コクのあるクリーム・タイプを。

夜のケア

リフティング・ケアで乾燥たるみを撃退！

1 **クレンジング**……クリーム・タイプ
2 **化粧水**……保湿系ローション
3 **美容液**……保湿系美容液
4 **乳液／クリーム**……リフティング系クリーム

肌が乾燥してくると、ハリや弾力をつかさどる肌の奥の繊維部分がもろくなるので、たるみが発生します。また寒さで身体がこわばるため、血行も悪くなりがち。秋のケアでは、リフティングや血行促進も意識してみてください。たとえば、美肌エクササイズやマッサージ。また、頬を引き上げながらリフティング系クリームを塗るだけでも、肌は違ってきます。

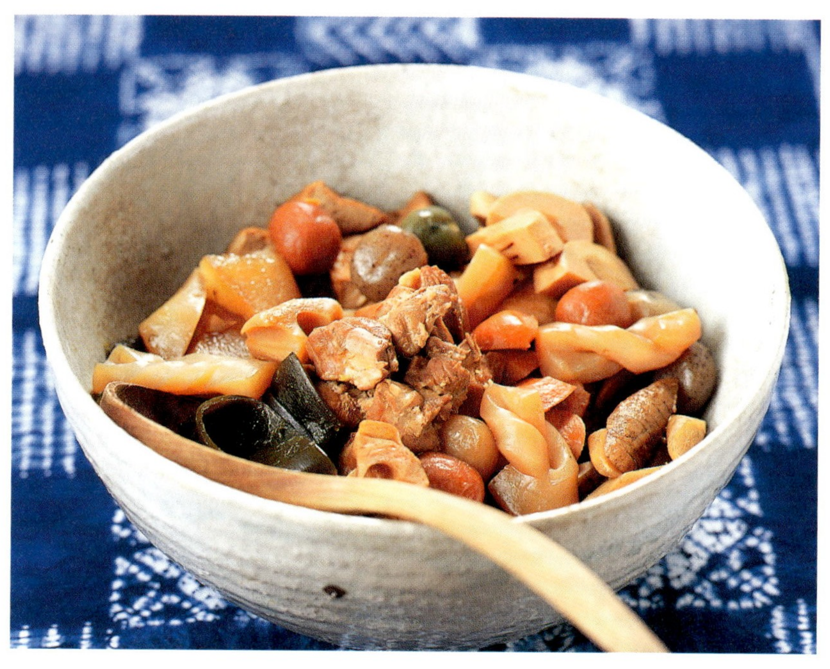

筑前煮

煮物が大好きなので、昔から筑前煮はよくつくっていました。冷え性や頭痛を改善する鶏肉は、血行をよくしてくれるし、美肌づくりに欠かせないアミノ酸も豊富。また、食物繊維が豊富なごぼう、新しい肌細胞をつくるのに欠かせない成分を含むたけのこ、れんこんのビタミンCなど、肌にいい野菜がたっぷりと摂れるのも魅力です。みりんやしょうゆ、酒は自分で納得して選んだものを使います。ちなみに、みりんは本書の70ページで紹介している福来純です。

材料

鶏のもも肉、れんこん、にんじん、大根、ごぼう、たけのこ、こんにゃく、厚揚げ、竹輪、酒、みりん、しょうゆ

つくり方

1 昆布出しをとり、火にかける前に次の順で具材を入れる。
2 味が出るように、ひと口サイズに切った鶏のもも肉を鍋の下のほうに入れ、続いて皮をむかずに乱切りした根菜類、たけのこ、ひと口大にちぎったこんにゃく、厚揚げ、竹輪を入れる。
3 根菜類が茹だったころに、酒、みりん、しょうゆを入れて味をととのえる。

ポイント!

本来は、前の夜から昆布を水に浸けておくとおいしい出しが出ますが、時間がない方は、市販の昆布出しの素やかつお出しじょうゆを使ってもよいでしょう。

しらたきとさつま揚げの炒り煮

しらたきは、わが家の常備食のひとつ。いくつか買っておくと本当に重宝します。このお料理は、おかずに「あと一品欲しいな」というときによくつくるもの。さつま揚げを切ってしらたきと一緒に炒めるだけ、という手軽さがいいでしょう。少しボリュームをもたせるなら、ごぼう天を加えてもいいし、鷹の爪や七味をプラスすればパンチのある味になります。しらたきはカロリーがほとんどなく、食物繊維やカルシウム、そして肌の潤いに大切なセラミドを含んでいるので、美肌効果が期待できます。また、不足しがちな魚の栄養成分をさつま揚げで補うことができます。

材料

しらたき、さつま揚げ、みりん、しょうゆ

つくり方

1 しらたきは軽く湯通ししてからあら切りにする。
2 さつま揚げをひと口サイズに切る。
3 材料を乾煎りしてからサラダ油を少量入れて手早く炒める。
4 みりんとしょうゆで味付けをする。

ポイント！

炒める前に水分をとばすために乾煎りすることを忘れずに。さつま揚げから油が出るので、炒めるときに使うサラダ油は少量で。

茎わかめと京揚げの煮物

秋になると、本格的な乾燥対策が必要になってきます。だから、スキンケアでの保湿と合わせて身体の内側からも潤いを補ってあげましょう。そこで紹介するのがこの煮物。京揚げは、みずみずしい肌や髪のために欠かせないイソフラボンが豊富に含まれています。また茎わかめは、腸で余分な油や老廃物を吸着して排出する食物繊維を含むほか、むくみを解消するカリウムも豊富。つまり、この一品で、乾燥をはじめ、むくみや吹き出物まで予防できてしまうので、秋の定番メニューに加えない手はありません。煮物はつくり置きができますから、忙しい方は週末に調理しておいても。

材料

茎わかめ、京揚げ、みりん、しょうゆ

つくり方

1 茎わかめを水に浸しておいて、やわらかくする。
2 3センチほどの長さに切る。
3 適当な大きさに切った京揚げと一緒に炒める。
4 みりんとしょうゆで味付けをし、煮ふくめる。

ポイント！

一般の油揚げより肉厚な京揚げは煮物にぴったり。関西ではよく食卓に並ぶおかずです。さっと焼くだけでもいただけます。

冬のお手入れ注意点

冬のお手入れは、肌の表面だけでは不十分。肌の深部にまでしっかり働きかけるケアをして、

肌表面と内面の両方から保湿をすることが肝心です。

また、屋外の冷たい風と室内の暖房で、知らず知らずのうちに肌が酷使されているのもこの

季節。そのため、肌は自己防衛本能を働かせて硬くなったり、血行も悪くなりやすい。秋に引

き続き、週に一度のマッサージを習慣にしましょう。マッサージは、壊れたバネを修理してく

れるものと考えてください。皮膚と筋肉を同時に元気にして、ハリや弾力を取り戻します。

さらに、こわばった冬の肌には「温ケア」も効果的。外出先から帰って、きちんとクレンジ

ングをしたら、濡らして絞ったタオルを約1分間、電子レンジで温めてホットタオルをつくり

ます。(熱くなり過ぎないよう注意！) それで顔全体を包み込めば、緊張していた顔がリラッ

クスしてお手入れしやすくなるだけでなく、冷たい風でヒリヒリした肌を鎮静してくれます。

この季節は顔だけでなく、耳や首、そして手やボディもカサつきがち。お風呂から上がった

ら、しっとり系のボディローションを塗るなどして、全身スベスベの肌をキープしましょう。

朝のケア

赤み予防には、早めの「鎮静」が効果的。

1 洗顔……ムース・タイプ
2 化粧水……保湿系ローション
3 美容液……リフティング系美容液
4 乳液/**クリーム**……保湿系クリーム
5 下地……鎮静効果のある下地クリーム
6 **ファンデーション**……クリーム・タイプ

朝起きた瞬間から、肌の深部にまで潤いを届けていきます。そのためにはローションパックが効果的。とくに乾燥が気になるなら、その上からラップで覆えば肌はプルプルに。また、乾燥からくるたるみや寒風による赤みには、リフティング系美容液や赤みを抑える下地クリームで対処を。オイリー・タイプの方も、この時期は保湿系の化粧品を使います。

夜のケア

オイリー肌でも夜は徹底保湿を心がけて。

1 **クレンジング**……クリーム・タイプ
2 化粧水……保湿系ローション
3 美容液……リフティング系美容液
4 乳液/**クリーム**……高密度の保湿クリーム

ローション、美容液、クリームのすべてにおいて保湿タイプを使い、徹底的に乾燥対策をしましょう。また、肌の奥、真皮ケアには美容液が効果的。コラーゲン、エラスティン入りのリフティング系美容液を使えば、深部まで活性化されてハリが甦ってくるはず。なお、化粧品の保湿成分をきちんと浸透させるためにも、3日に1度の角質ケアを忘れずに。

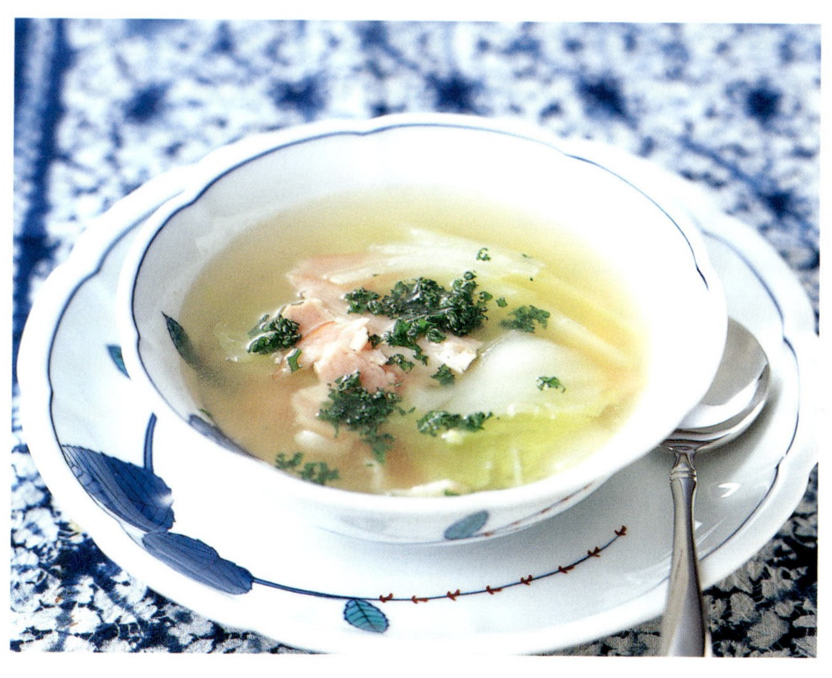

白菜とベーコンのスープ

今は冬でもすいかが買える時代ですが、私は旬の食べ物というものをいつも意識しています。だって、それが身体にとって一番いいわけですし、何といっても安いでしょう。白菜は冬野菜の代表格です。ビタミンC、カルシウム、カリウムなどを含むので栄養バランスは抜群。さらにベーコンを入れてスープ煮にすると、白菜の甘みとベーコンの出しがからみ合って本当においしい。食欲がないときや、むくみが気になるときにもおすすめです。白菜の代わりにキャベツを使えば、胃の調子が悪いときのお助けスープに。シャキシャキ感を残すため、白菜は最後に入れるのがコツです。

材料

ベーコン、白菜、パセリ、チキンまたはビーフ・コンソメ

つくり方

1 チキンかビーフのコンソメでスープをつくる。
2 ひと口大に手でちぎったベーコンをスープの中に入れて旨味を出す。
3 手でちぎった白菜を最後に入れて軽く煮る。
4 塩、こしょうで味をととのえ、最後にパセリをちらす。

ポイント！

とくにお肌に潤いが欲しいときは、ビーフよりチキン・コンソメのほうがおすすめです。味が染み込みやすいように、包丁は使わず、具は手でちぎりましょう。

いわしのつみれ鍋

これは、亡くなった主人が大好きだったお鍋。魚の骨を取るのがちょっと大変だけど、つみれは自分でつくったほうが断然おいしいから、がんばってつくります。そして冬は身体を温めてくれる根菜類がたくさん出回るので、ごぼうや長ねぎ、にんじんなど、冷蔵庫にある野菜をどんどん入れて、フーフー言いながら食べる。いわしは脂質の代謝を整えて健康な皮膚、髪、爪をつくるビタミンB2を豊富に含むほか、血液をサラサラにする効果もあります。また鉄分も含まれているので、「貧血でいつも顔色が悪いの」という女性には、「おうちでぜひ、つみれ鍋をつくってみて！」とすすめています。

材料

いわし、こぼう、にんじん、大根、生姜

つくり方

1 いわしを三枚下ろしにして、すり鉢でする。
2 生姜の絞り汁と刻み生姜を入れる。
3 小麦粉を入れて練り、団子状に丸める。
4 鍋にたっぷりの水を入れ、ごぼうのささがき、拍子切りにしたにんじん、大根などの根菜類といわし団子を一緒に入れる。

ポイント！

みそを使った汁にしてもいいし、おでんのように、透き通ったすまし汁にしてもよし。味付けはお好みでどうぞ。

水菜と京揚げのしゃぶしゃぶ風鍋

うどんや鍋物に水菜を入れるのは、私にとっては当たり前。とくに京揚げから出る油と和風出しでいい風味が出たところに、ササッと水菜をくぐらせるこの鍋は、私の大好物のひとつです。また、「油揚げはよく食べるけど、京揚げは知らない」という方は案外多いのですが、おいしい京揚げは一度食べたらやみつきに。これも水菜と同じく軽くお湯に通せばいいので、しゃぶしゃぶの要領でどうぞ。ちなみに、水菜はカロリーがほとんどなく、カルシウムや食物繊維が豊富。京揚げには脂肪の沈着を防ぐダイスインが含まれています。低カロリーで肌にもいいヘルシーメニューです。

材料

水菜、京揚げ、かつお節、昆布

つくり方

1 かつお節と昆布で出しをとる。
2 水菜はザク切りに、京揚げはひと口サイズに切る。
3 出しにくぐらせていただく。

ポイント！

出しをとるとき、昆布がない場合は昆布茶を代用します。それから、水菜はシャキシャキ感を味わいたいので、煮込まないように！七味や粉ざんしょうをかけていただくと、風味があります。

③ リンパマッサージ

　食べ物で栄養を摂ったり、化粧品で潤い補給をするなど、「与える」ことは肌にとって大切なことですが、それと同時に不要なものを「排出」するというケアも忘れてはなりません。

　体内に余分な水分や老廃物が蓄積されると、免疫機能や栄養の取り込みが正しく行われなくなるだけでなく、肌がくすんだりむくんだりすることに。それを予防して、体内の新陳代謝を高めてくれるのが「リンパマッサージ」というものです。

　リンパについてちょっと説明をすると、私たちの身体には「リンパ管」という管が張り巡らされています。これは、いってみれば下水道のようなもので、その中を流れるのが、死んだ細胞などの老廃物を運ぶ「リンパ液」。さらに身体の各所にある「リンパ節」は、リンパ液の中継地点となって浄化をサポートします。

　では、さっそくリンパマッサージをしてみましょう。

　顔の周辺でリンパ節があるのは、「耳下腺」と呼ばれる耳の後ろのくぼみ、首の両側、鎖骨のくぼみ、脇の下。まず、耳下腺を指で軽く押し、老廃物を首の両側から鎖骨、そして脇の下へ押し流すようにマッサージします。ポイントは皮膚を強くこすらないこと。

　ゆっくりと指の腹でマッサージするだけでむくみが取れ、顔がひとまわり小さくなったことが実感できるはずです。

第4章 きれいになる お取り寄せ

「皮脳同根」—— 肌と心の根っこは同じ。
だから、心で「おいしい」と感じるものは、
肌にとっても「おいしい」ものなのです。
お取り寄せ歴40年の「美肌師」御用達、
あなたも、私も、きれいになるための厳選20品。

自宅用にはたっぷりと注文

お取り寄せ歴は、かれこれ40年になるでしょうか。亡き主人も私も、週末ごとにお目当てのレストランを渡り歩いていたほど、おいしいものには目がなかったので、心から「おいしい」と感じたものは、貪欲に取り寄せたり現地まで買いに行ったりしていました。

そのうちに、仕事で全国を飛びまわったり、またお客さまから情報をいただいたりするようになって、コツコツとストックしてきた包装紙やパンフレットは、ファイル4〜5冊分にも。

だから、どんなに雑誌で私のお取り寄せアイテムを紹介しても、まだまだネタが尽きることはありません。

でも、なぜここまで極められたのか。

私は事あるごとに「栗が好き」「トマトが好き」という具合に、自分の好きなものを宣伝しているのです。そうやって発信しているうちに、「このお菓子、知ってますか?」「先生、いいお茶がありましたよ」という具合に、まわりの人がいろいろな情報を教えてくれる。

「わざわざそんな、取り寄せなくても、近所のスーパーで買えるじゃない」という方も中には

いらっしゃるでしょう。もちろん、考え方は人それぞれ。でも私の場合、「おいしいよ」と言わ
れたものは、何でも一度は試してみたい。そこで初めて「私はこっちのほうが好き」と言える
わけでしょう。化粧品だってそう。自分で実際に使うことで、「このクリームはいいけど、こ
っちは私には合わない」というように、取捨選択ができる。つまり、目が肥えてくるのです。

そして、自宅用に注文するときには、多めに注文するのが佐伯流です。子どものころ、祖父
母がよくこう言っていました。

「食べるときは、お腹いっぱいに食べなさい。ケチケチしていたら心が貧しくなる」って。

私はモノのない時代に育っています。だから、お腹いっぱいに食べること自体がごちそうで
した。お腹いっぱい食べられないということは、ごちそうではない。

たとえば、自宅でお客さまにお菓子をお出ししても、数が足りなくてみんなが遠慮しながら
食べるなんて絶対に嫌ですもの。満足するまで食べたら「おいしかった」って笑顔になるけれ
ど、ひもじいと顔もきつくなる。やっぱり、食と美とは密接な関係をもっています。

最近は、日本全国のおいしいものが、たとえ生ものでも気軽に取り寄せられるようになって
います。注文できるものが限られていた40年前を思えば、今は「お取り寄せ天国」。私のお取
り寄せファイルも、さらに充実していきそうです。

北海道のとまとジュース「元気」

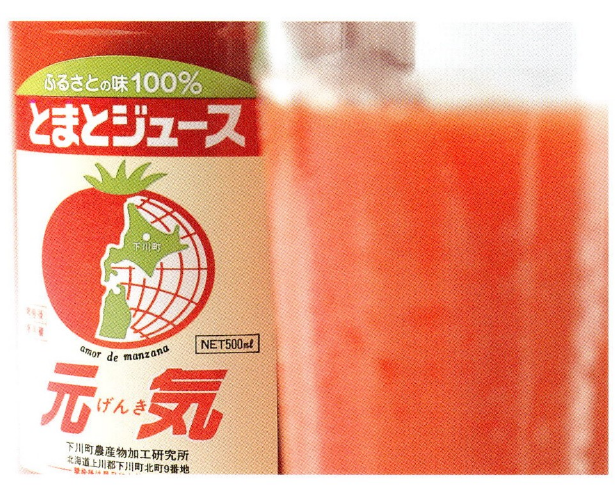

亡くなった主人は肝臓が弱かったので、栄養源として毎日トマトジュースを飲んでいました。結婚した当時は、まだスーパーでトマトジュースを売っていませんでしたから、瓶入りのものを牛乳屋さんに届けてもらって。そのうちに幾種類も出てきましたが、一番おいしいと感じたのがこれ。5〜6年前に北海道の旭川に行ったとき、たまたまデパートで見かけて、買って帰ったのがきっかけです。子どものころに食べた畑のトマトを彷彿（ほうふつ）とさせる素朴（そぼく）さがあり、口あたりがいい。いつも大瓶を一度に6本取り寄せて、朝食時や夜のお風呂上がりにいただきます。とくにクマやむくみが気になる方におすすめです。黒ごまを大さじ1入れるとおいしさ倍増で肌にもいいのです。

下川町農産物加工研究所
（しもかわちょう）

北海道上川郡下川町北町9番地　TEL｜01655-4-2395
TELフリーダイヤル｜0120-016-558　FAX｜01655-4-2499
営業時間｜8:45〜17:00　休｜土・日・祝　注文｜TEL・FAX
支払い方法｜郵便振替　商品価格｜500ml入り378円、1L入り735円（ともに税込）

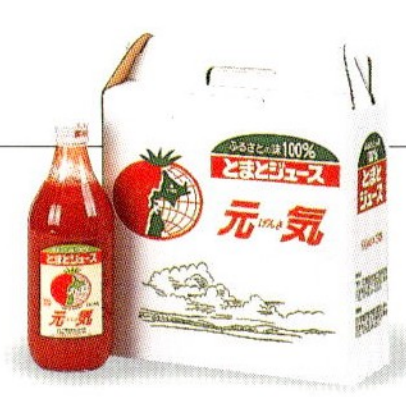

高知県産のフルーツトマト

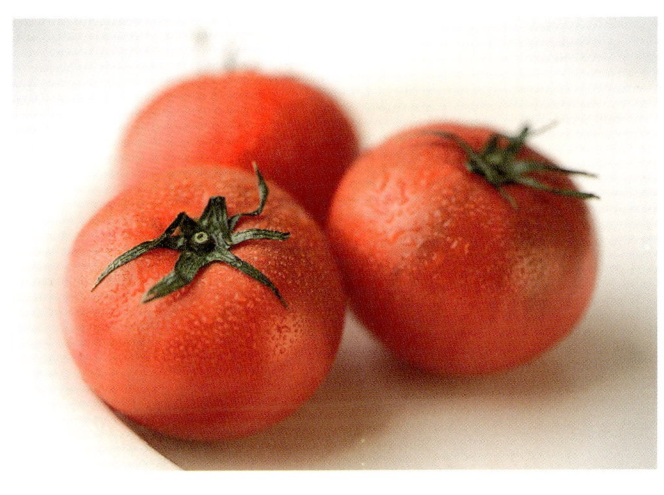

実は私、大のトマト好きで、東京・池袋の西武デパートの食料品売り場に行くのが楽しくて仕方がない。あそこにはたくさんのトマトが揃っているから。クリスチャン・ディオールに在籍していたころ、それを知った高知県出身のスタッフが故郷から取り寄せてくれたのがこれ。少々塩分を含んでいるので、まさに果物を食べる感覚でそのままガブリといただける。「カチッ」と音がするぐらい歯ごたえがあって、中はほどよくジューシーというのも私好みです。またトマトは血液をサラサラにしてくれるから、血色がよくないという方にはぴったり。サラダにするのがおすすめですが、血液がサラサラになる食品ですから、オイルや塩を使わないのが佐伯流の食べ方です。

旬の菜果（しゅんのさいか）

高知市帯屋町1-6-1 ㈱高知大丸東館地下1階　TEL/FAX｜088-825-4508
営業時間｜10:00〜19:30　休｜元日　注文｜TEL・FAX
支払い方法｜代金引換・事前の銀行振込　商品価格｜800g4200円（税込）ほか

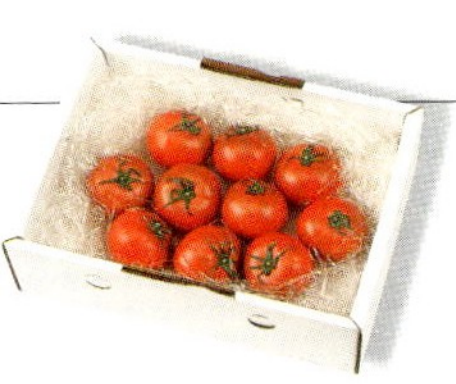

白扇酒造の「福来純 三年熟成本みりん」

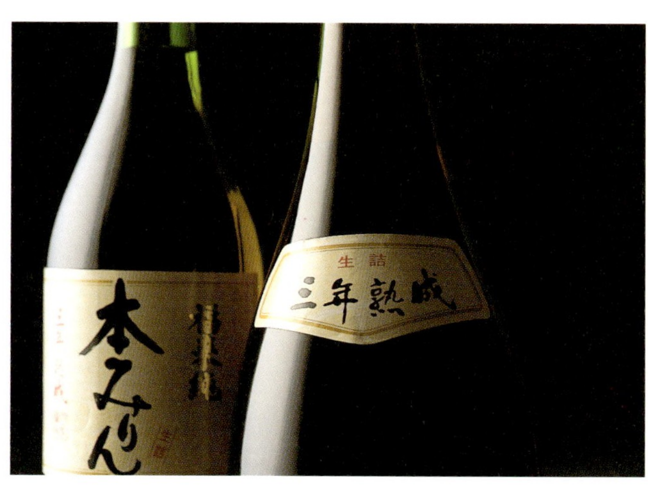

食材にはお金をかけるのに、調味料には無頓着という方は意外と多いもの。でも私は昔から調味料にこそこだわっています。結婚当初、よく照り焼きや野菜の煮物をつくっていたのでみりんは必需品。この本みりんは、6〜7年前に名古屋の知人に紹介されて使い始めました。このみりん、酒好きに言わせると「まさに紹興酒」のような味なのだとか。独特のコクと甘みがあるから、煮物でも砂糖は不要。ちなみに、これは3年間寝かせたもので、ビール瓶を思わせる色のボトルに入っています。見た目にも本物の風格が漂っているでしょう。少々値は張りますが、一度買えば私の場合は半年〜1年もつから決して高くない。味の決め手の調味料にこそこだわりたいものです。

白扇酒造（株）

岐阜県加茂郡川辺町中川辺28　TELフリーダイヤル｜0120-873-976
FAXフリーダイヤル｜0120-873-724　ホームページ｜http://www.hakusenshuzou.jp/
E-mail｜info@hakusenshuzou.jp　営業時間｜8:30〜17:00　休｜土・日・祝
注文｜郵便・TEL・FAX・インターネット・E-mail　支払い方法｜代金引換
商品価格｜500ml入り3本2370円、1.8L入り1本2562円（ともに税込）ほか

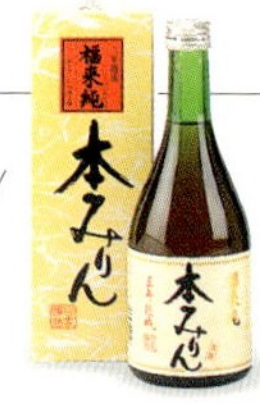

原了郭の「御香煎」

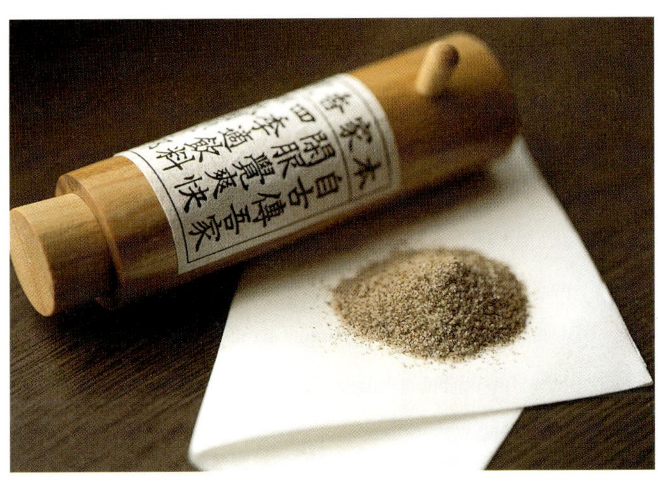

京都に行くたびに、時間があれば必ず立ち寄る場所があります。それは蕎麦のつるや、くずきりの鍵善、お香の尾張屋、そして香煎茶の原了郭。京都の高校に通っていたことと、茶道や華道を習っていた関係で、原了郭は10代のころから知っていました。京都の地で300年以上も続く老舗です。ここで有名なのは「香煎茶」。茴香や陳皮などに、粉ざんしょうを混ぜ合わせた粉末で、白湯に入れて飲むと香ばしくておいしい。血行や喉にもいいとか。お茶の仲間で「こぶ茶の食感が苦手」という知人が、それに代わるものとして買っていました。そのうちに原了郭の薬味にも目がいき、今や全国的に有名な「黒七味」もわが家の常備食のひとつになっています。

原了郭

京都市東山区祇園町北側267　TEL｜075-561-2732　FAX｜075-561-2712
ホームページ｜http://www.kyoto-wel.com/shop/S81110　営業時間｜10:00〜18:00
休｜木　注文｜TEL・FAX・インターネット　支払い方法｜代金引換
商品価格｜丸木筒入り（約25g）1260円（税込）ほか

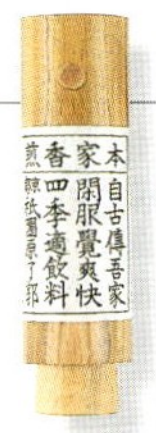

岸澤屋の「黒豆甘煮」と「いわし辛煮」

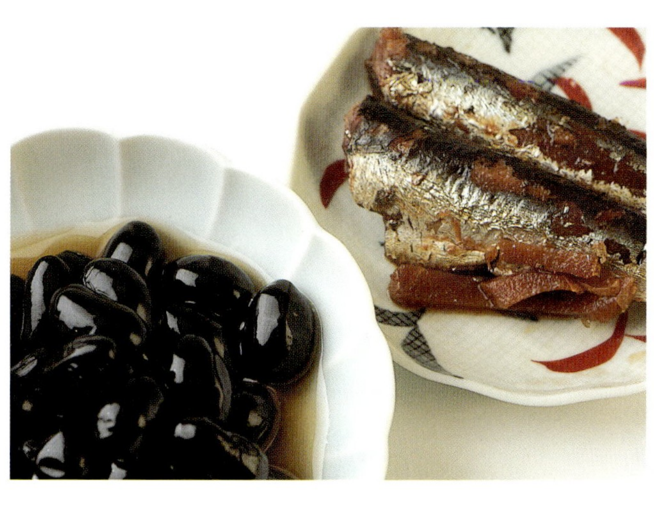

26歳のとき、当時大阪に住んでいた私はある日、主人と蕎麦屋に入りました。「おいしいね」と言いながらふと外を見ると、豆屋さんが。これが岸澤屋さんとの出会いでした。さっそく黒豆甘煮を買って主人と食べたら、ほっぺたが落ちそうなほどの美味。お豆はふっくら、蜜もほんのり甘く、得も言われぬ味わい。それ以来、わが家の常備食となったばかりか、年末にはお世話になった方々にお配りしています。みなさん「おいしくて、お正月までもたないわ」とおっしゃいます。

「いわし辛煮」は、小皿に出せばそのままで立派なおかずの一品に。塩分控え目で、いわしには血液サラサラ効果もあるので、肌にも身体にもとてもいいのです。

岸澤屋

大阪市中央区心斎橋筋1-3-6　TEL｜06-6271-5044　FAX｜06-6243-3616
営業時間｜9:00〜18:00　休｜日・祝　注文｜TEL・FAX　支払い方法｜代金引換・郵便振替・銀行振込　商品価格｜黒豆甘煮1575円、いわし辛煮1050円（ともに税込）ほか

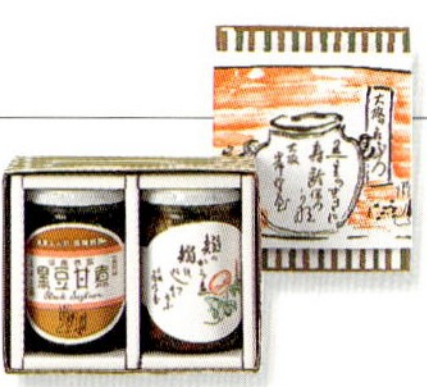

万玉の「鶯宿梅」

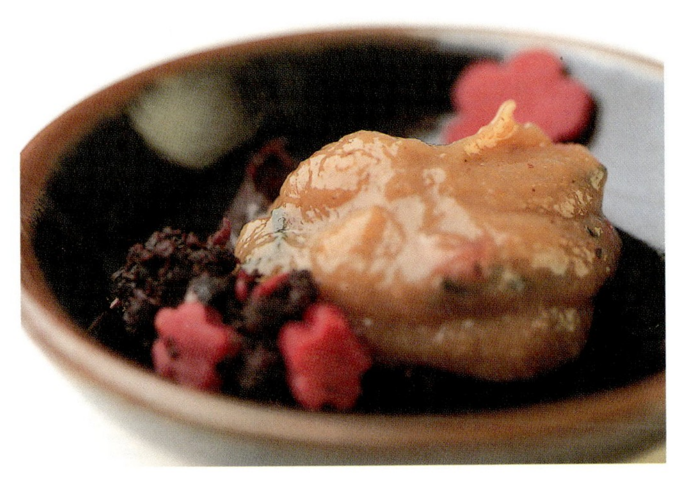

これ、おもしろいでしょう。梅干しの皮と種を取り除いて茶昆布で味付けをし、ペースト状にしてあります。こういう形態にしたのは、万玉さんが初めてなのだそうです。皮と種がないから、苦みや酸味が強過ぎずにマイルド。おにぎりにしても、お茶漬けにしても、種を取り除く必要がなくすぐに使える。それにペースト状なので、容器も場所をとりません。

一度食べたらやみつきになります。また、梅干しは血液を新鮮にするほか、胃や腸にもいいですから、当然美肌にも最適な食べ物です。お酒の好きな方は、この鶯宿梅を焼酎に入れるとか。この製品、10年ほど前から取り寄せをしていますが、ひとつずつ焼いている容器の壺も可愛らしくて気に入っています。

万玉

福岡県北九州市小倉北区中津口2-2-6　TEL | 093-521-7397　FAX | 093-521-7395
ホームページ | http://www1.ocn.ne.jp/~mangyoku/　E-mail | m0018@poppy.ocn.ne.jp
営業時間 | 10:00〜17:00　休 | 日・祝　注文 | TEL・FAX・E-mail
支払い方法 | 代金引換・郵便振替　商品価格 | 1個入り2150円（税込）ほか

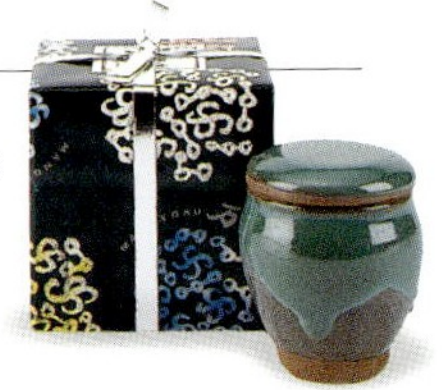

賀茂とうふ 近喜の「にがり木綿」

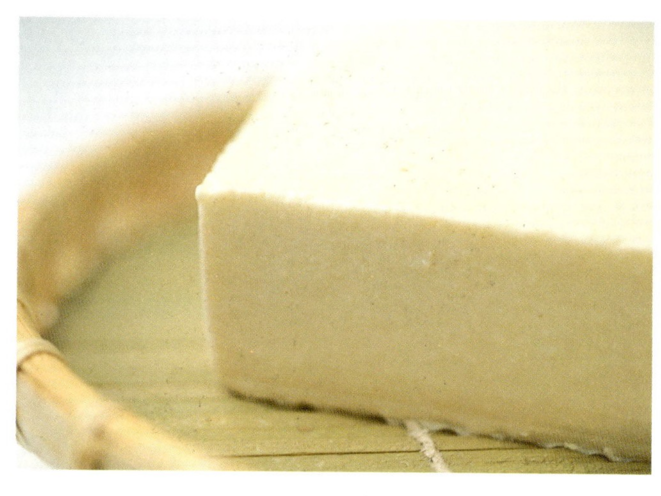

近喜さんは、京都の四条河原町にある昔ながらのお豆腐屋さん。店を出てすぐ右手の角を曲がったところに喜幸さんといううお食事処があり、そこでこの近喜さんのお豆腐をいただくこともできます。20年ほど前に食べに行ったのがきっかけで、取り寄せをするようになりました。

私のお気に入りは木綿豆腐ですが、京都の木綿はさほど硬くなく、関東の絹ごしに近い食感。また大豆の風味がしっかりしているので、湯豆腐や冷ややっこにして素材の味を楽しみながら食べるのが一番おいしく感じます。みょうが、大葉、ゆず、ねぎなど薬味を変えれば変化がつくし、大豆はイソフラボンを含んでいて、女性ホルモンを活性化するというのも嬉しい。毎日でも食べたい美肌食です。

賀茂とうふ 近喜

京都市下京区木屋町通松原上ル3丁目天王町142　TEL｜075-352-3131
FAX｜075-352-3121　ホームページ｜http://www.kyoto-story.ne.jp/kinki
E-mail｜kinki@alpha.ocn.ne.jp　営業時間｜9:00〜18:00
休｜年末年始を除き年中無休　注文｜郵便・TEL・FAX・E-mail
支払い方法｜代金引換・郵便振替　商品価格｜価格350円（税込）ほか

京つけもの新町三宅のお漬物

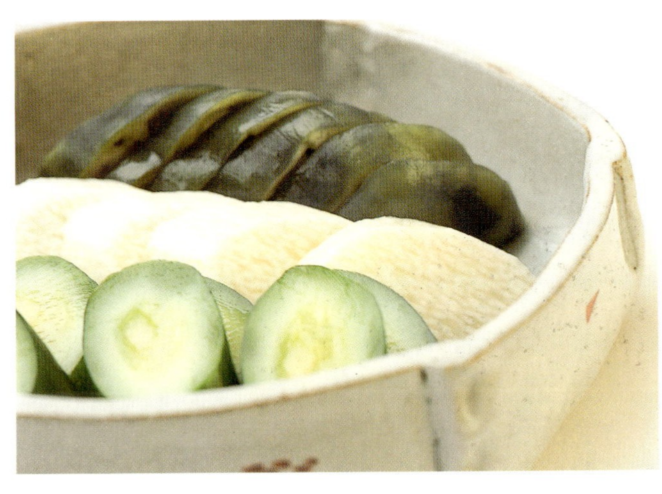

漬物は私にとって欠かせない食品。常に冷蔵庫の中にあります。子どものころはみそからしょうゆまで自分の家でつくっていて、「漬物小屋」というのもありました。結婚してからも、糠漬けを自分でつくったりしていましたね。三宅さんの漬物は、中学時代の同窓生に教えてもらいました。野沢菜わさびや赤かぶら、しそ巻らっきょなど種類が豊富なのですが、私のお気に入りは「水茄子」「長いもくん」「きゅうり生姜」。疲れて家に帰ってきたときでも、お茶漬けと漬物があればササッとおいしく空腹が満たせて、幸せな気分になれる。それに、漬物なら結構な量の野菜が摂れるでしょう。美肌にとって野菜は不可欠。ひとり暮らしで野菜が不足気味の方は、ぜひお漬物を。

京つけもの新町三宅

京都市北区小山下初音町35-5　TEL｜075-492-2938　FAX専用フリーダイヤル｜0120-493-593
ホームページ｜http://www.kyoto-wel.com/shop/S81274/index.html
営業時間｜9:00〜18:00　休｜年始
注文｜郵便・TEL・FAX・インターネット　支払い方法｜郵便振込・銀行振込
商品価格｜水茄子350円、長いもくん480円、きゅうり生姜500円（すべて税込）ほか

斑尾高原農場の
「野生ブルーベリーコンポート」

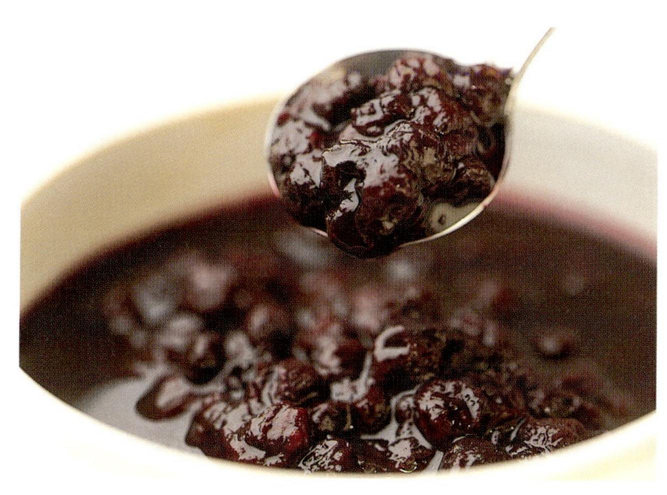

ブルーベリーが目にいいというのは有名ですが、実は肌にもいいのです。だから、目が悪かった母に買ってあげつつ、自分でも若いころから食べていました。でも、おいしいものがなかなか見つからず、買うのはいつもアメリカ製の缶詰。ところが6年ほど前、長野に行ったときに「これは！」というものを見つけたのです。

「野生種」で糖度も30度と控え目とあって、いざ食べてみたら、甘過ぎず自然な風味があって実においしい。また、粒が大きくて、しっかりしているのも驚きでした。

私がよくつくるのは、カスピ海ヨーグルトに牛乳とこのブルーベリーコンポートを混ぜた「ブルーベリーシェイク」。とても簡単で飲みやすいので、忙しい朝にはぴったりです。

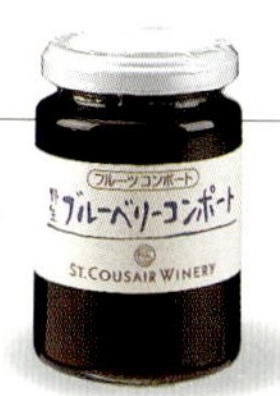

斑尾高原農場

長野県上水内郡三水村芋川1260　TELフリーダイヤル｜0120-53-7002
FAXフリーダイヤル｜0120-70-3906　ホームページ｜http://www.madaraofarm.co.jp
営業時間｜9:00〜17:00　休｜日・祝・年末年始　注文｜郵便・TEL・FAX・インターネット
支払い方法｜郵便振込・銀行振込・コンビニ振込・クレジットカード
商品価格｜180g入り630円（税込）ほか

麦工房の
「ラスク フランス」オニオン味

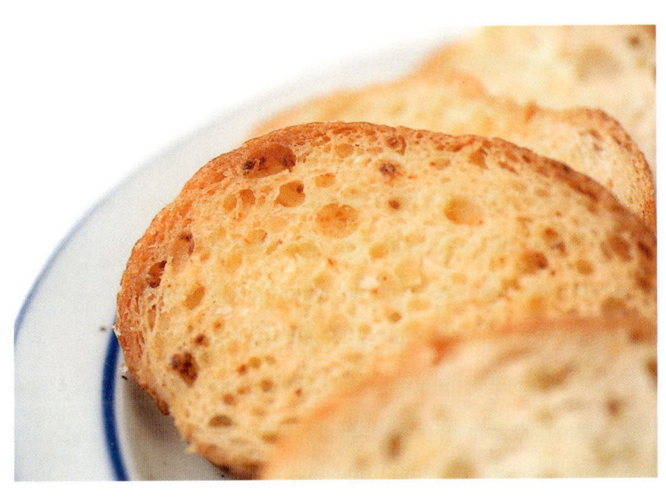

私はオニオン・スープが大好き。そんな話をしていたときに、「オニオンのパン、知ってる？」と知人が紹介してくれたのが、このラスク。以前からラスクは大好きで、よく食べていましたが、この麦工房のものはひと味違うのです。というのも、使っているのは蔵王のきれいな水、フランスの小麦、ブルターニュ地方特産の海塩などを使って焼き上げたフランスパン。それをスライスしているから、本当に上質で香ばしい。トーストのかわりにサクッと1〜2枚食べ、ヨーグルトやサラダを添えれば、それだけで立派な朝食に。おやつとしても、さほどカロリーも高くなくヘルシーですよね。ガーリック味も好評で、ときどきお客さまにもお出しして喜ばれています。

麦工房（株）シベール

山形市蔵王松ヶ丘2-1-3　フリーダイヤルTEL｜0120-39-7702
フリーダイヤルFAX｜0120-39-7703　ホームページ｜http://www.mugikobo.co.jp/
営業時間｜9:00〜18:00　休｜12/31〜1/2　注文｜郵便・TEL・FAX・インターネット
支払い方法｜郵便振込・コンビニ振込　商品価格｜バラ詰小袋120g入り420円（税込）ほか

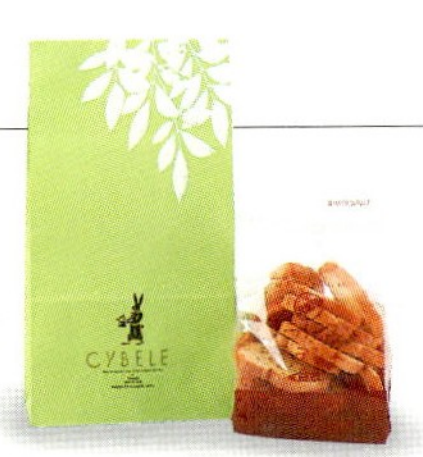

「きれいのおすそわけ」もまた楽しい

子どものころ、ときどき近所の方からいただきものをすると、食卓が一気に華やいだのを覚えています。「えー、こんなものを」と、その嬉しさったらなかった。祖母が「ね、おいしいやろ」と言うと、「うん、おばあちゃん、おいしいね」って。

そして、こんなによくしてもらった分、今度はこちらがお返しをしなければ、という気になったものです。人様においしいものを差し上げれば、相手にも自分が嬉しかったときと同じ気分になってもらえる。今考えれば、これが私のお取り寄せの原点かもしれません。

私の場合、自分が食べて「おいしい」と思ったものは、すぐに「人にも教えてあげたい」という気持ちになるのです。そして、「嬉しい！」「おいしい！」と言ってもらうと、「うわぁ、よかった！　また差し上げます」となる。こうして喜びを分かち合うことで、目に見えない「おいしさの輪」のようなものができるのも、また楽しいものです。

もちろん、お中元やお歳暮として、お気に入りの品をお贈りすることもありますが、家に来ていただいた方に、その日にお出ししたお菓子を「ご家族で食べてみて」と手土産にして持って帰っていただくことも。そのとき、華美にすると相手の方が気を遣ってしまうので、帰り際にササッとありものの袋に入れて、ラフな感じで持ち帰っていただきます。

たとえば、岸澤屋さんの「黒豆甘煮」（**72ページ参照**）。箱に２瓶入っていると、何となく「お返ししなくちゃ」という気になるから、わざと箱に入れずに１瓶ずつ簡単に包装しておく。

あと、気に入ったものは、ちょこちょこと「買いだめ」しておきます。すると、何かのときにちょっと持ち帰ってもらえる。「先日、人からいただいておいしかったから、私も取り寄せてみたの。ちょっとお味見して」という感じで。あまり仰々しくしないのが、私なりのマナー。

それと、今回紹介するものもそうですが、超有名ブランドのものよりも、私はどちらかというと、今まで人が知らなかったものを「発掘」するのが好き。どんなに有名なブランドのお菓子でも、自分がおいしいと思わなければ人には贈りません。やはりブランドによりかかるのではなく、そこに「ひと工夫」がないと。

たとえば、あゆの季節になったら、中に餡が入ったあゆの形のお菓子を竹かごの中に入れて販売するお店があるのですが、そんな趣向をこらしたお菓子が好みです。

もらっても贈っても幸せになるお取り寄せ。これは「日本中の女性をきれいにする」ことと並んで、もはや私のライフワークになりつつあります。

川上屋の「柿の美きんとん」

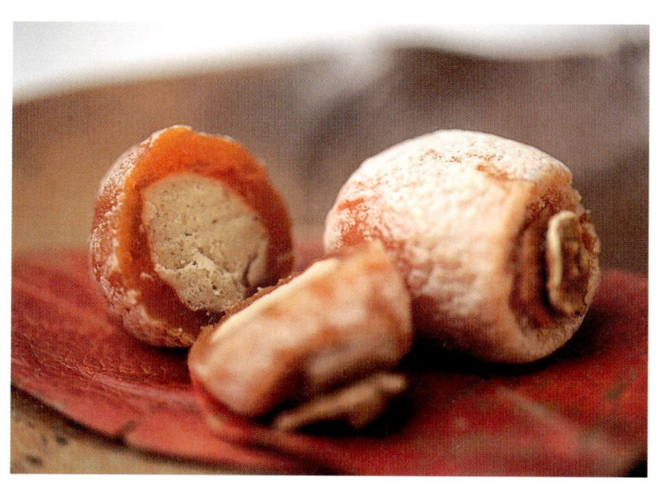

岐阜の中津川といえば栗きんとんが有名ですが、これはなかなか知っている人がいない栗のお菓子。「あの方に食べさせたいわ」と相手の顔を思い浮かべて、贈る私自身もウキウキしてしまう、この「柿の美きんとん」。これは中津川名物の栗きんとんを干し柿で包み、全体をさらに柿の葉で巻いたもの。見た目がユニークなだけでなく、ツルンとした干し柿の食感と栗きんとんのホクホク感が口の中で混ざり合った絶妙な味わい。川上屋さんは、年間を通じて旬のお菓子を提供していますが、私は柿や栗が好きなので、秋から冬にかけてはお取り寄せに大忙し。先日も、お世話になったテレビ局の方にこれを差し上げたら、「珍しい！」と大変喜んでくださいました。

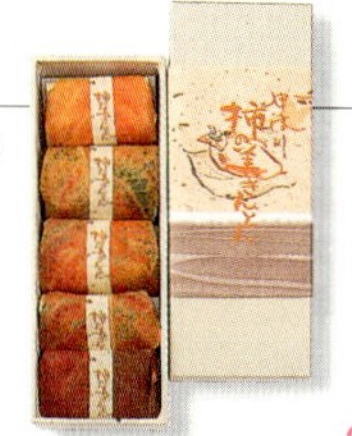

川上屋

岐阜県中津川市本町3-1-8　TEL｜0573-65-2072　FAX｜0573-66-7634
ホームページ｜http://www.kawakamiya.co.jp　営業時間｜8:00〜19:30
休｜水　注文｜郵便・FAX・インターネット　支払い方法｜初回のみ代金引換・
2回目以降代金引換もしくは郵便振替　商品価格｜5個入り1628円（税込）ほか

御菓子處 五島の「笑栗」

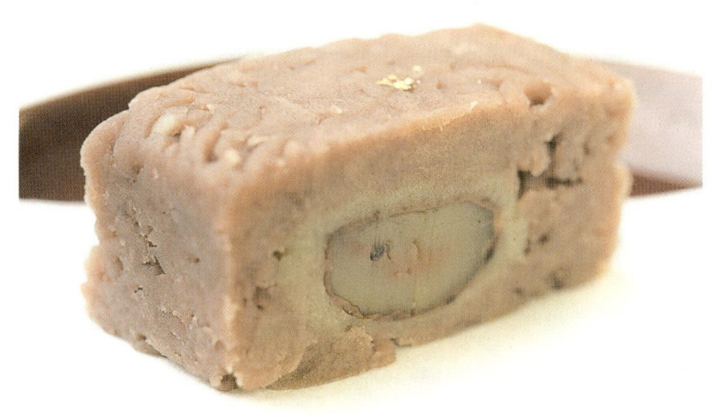

一見、普通の羊羹のような形をしているのですが、表面に金粉がのっていて、それを目印にひと口大に切っていただくのです。そうすると、ちょうど金粉がかかったその真下に栗が入っていて、小豆と栗餡の両方のティストが同時に味わえる。大好きな栗菓子の中でも、見た目、味ともにイチオシなのがこのお菓子です。福岡にあるこのお店はこぢんまりと可愛らしく、私はそんな店構えも大好き。旬のお菓子を現定数だけ、ていねいにつくるというこだわりにも心ひかれます。栗にはビタミンB1、ビタミンCのほか、美肌に効果があるカルシウム、カリウム、鉄分などが含まれています。おいしくて美容にもいいなんて、これぞ女性の手土産には最適ですね。

御菓子處 五島

福岡市中央区赤坂3-1-21　TEL/FAX｜092-731-5100
営業時間｜9:00〜19:00(祝日〜17:00)　休｜日　注文｜TEL・FAX
支払い方法｜代金引換　商品価格｜1本2310円(税込)ほか

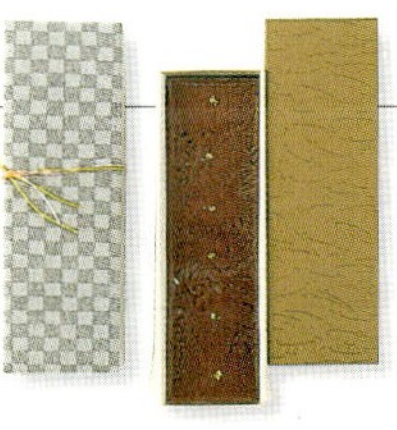

豆福の「そら豆菓子」

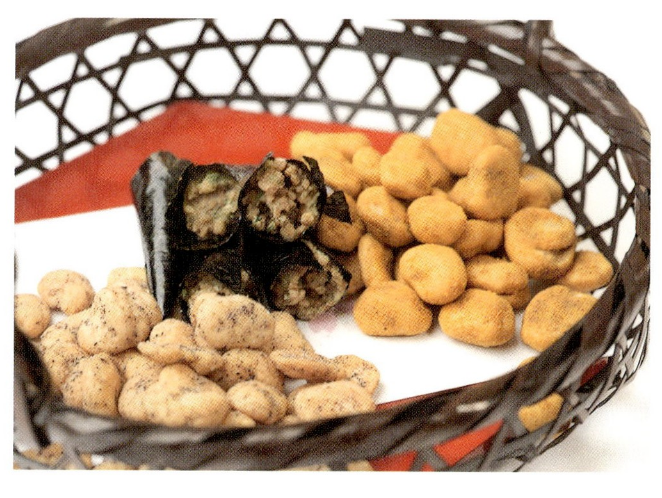

クリスチャン・ディオール在籍時に、出張先の名古屋で現地のスタッフとお茶を飲んでいたときのこと。「これ、コーヒーに合うからどうぞ」と彼女。喫茶店のマスターの目を盗んでこっそり食べた、このそら豆菓子のおいしかったこと！

黒糖、うに、わさびなど、いくつもの味のバリエーションがあるのですが、私はピリッとスパイシーなカレーと黒こしょうの味が好き。そら豆ですからお肌にもいいのです。ちょっとした手土産にすると、みなさん「へぇ～、そら豆のお菓子？」と喜んでくれます。同じおつまみでも、ピーナッツだと油分が多くて食べ過ぎはよくないなんて言いますが、そら豆だから多少食べ過ぎても胃がもたれない。この安心感もいいのです。

豆福商店

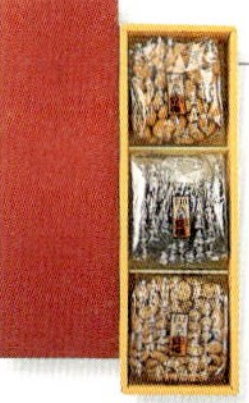

名古屋市西区新道2-14-10　TEL｜052-571-4057　FAX｜052-571-4138
営業時間｜9:00～18:00　休｜年中無休　注文｜郵便・TEL・FAX
支払い方法｜事前の銀行振込・代金引換　商品価格｜ばかうまカレー263円、
ブラックペパービンズ263円、手巻納豆（8個入り）420円（すべて税込）ほか

北島酒造の「大吟醸 この道一筋」

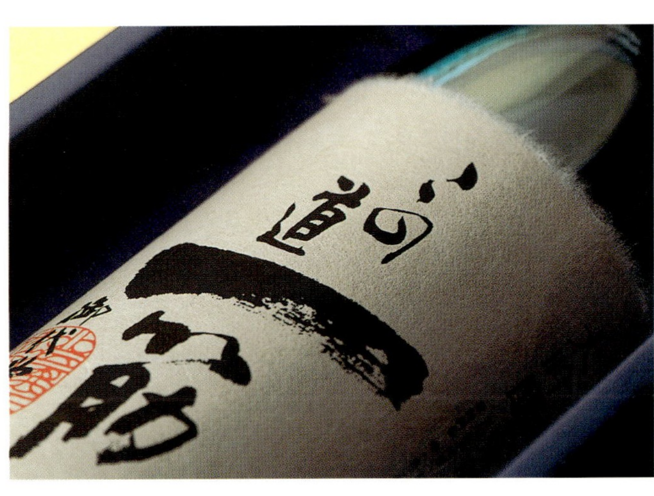

アルコールが苦手な私が、唯一飲めるのがこのお酒。今から10年以上前ですが、東京・恵比寿の料理屋さんで「一番おいしい大吟醸だよ」と紹介されたのがきっかけでした。普段はお酒をいただかない私ですが、ちょこっと飲んでみたら驚きの味わい！　さっそく銘柄を手帳に控え、そのお店が注文するときに私の分も一緒に頼んでもらっていたのですが、そのうち自分で直接取り寄せるように。お世話になった方々に贈ると必ず喜んでくださいますし、ボトルのデザインもちょっとレトロで素敵でしょう。一度見たら忘れられない存在感がある。私はこのお酒と出会ったおかげで、自宅に酒器を揃えるようになりました。私とお酒とを近づけてくれた一本です。

北島酒造株式会社

滋賀県湖南市針756番地　TEL｜0748-72-0012　FAX｜0748-72-0124
ホームページ｜http://www.kitajima-shuzo.jp/　営業時間｜8:30〜17:30　休｜日・祝
注文｜郵便・TEL・FAX・インターネット　支払い方法｜代金引換・事前の郵便振替または銀行振込
商品価格｜1800ml入り（アンティークボトル）1万194円（税込）ほか

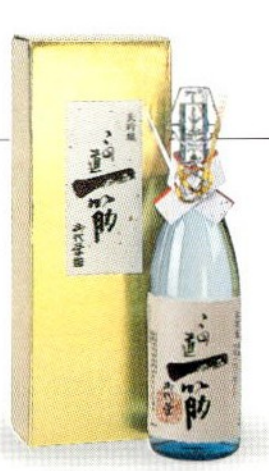

彩雲堂の「柚衣」

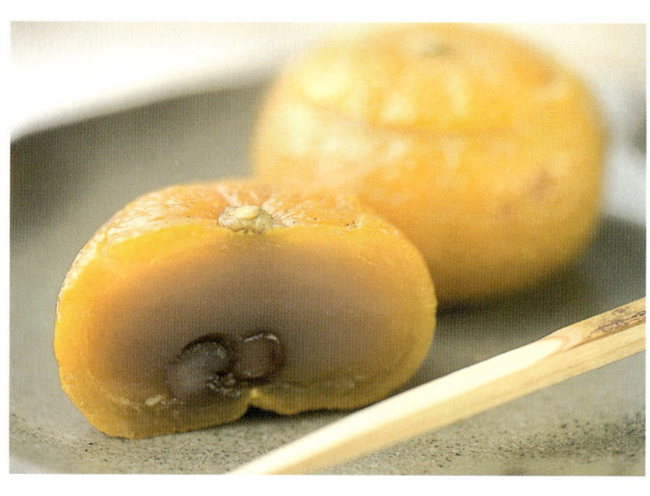

贈り物をする場合、味はもちろんですが見た目の美しさというのも私は重視します。包みを開いたとき、思わず声を上げてしまうような感動は、やはり忘れられないものですから。このお菓子と出会ったのは今から5年ほど前ですが、「ゆずが丸ごとお菓子になっている！」と、ひと目で気に入りました。そして口にしてみると、ゆずのほんのりとした苦みと餡の甘さがあいまって、独特の味わいが楽しめるのです。また、美肌に不可欠なビタミンCたっぷりのゆずを、それも、皮ごと食べられるというのが素晴らしいでしょう。その贅沢感と遊び心が好き。しかも、わりと日もちもするのです。どなたに贈っても必ず印象に残る、インパクトのある一品です。

彩雲堂

松江市天神町124　フリーダイヤルTEL | 0120-212-727　FAX | 0852-27-2033
ホームページ | http://www.saiundo.co.jp　E-mail | saiundo@tx.miracle.ne.jp
営業時間 | 9:00〜18:30　休 | 元日　注文 | TEL・FAX・インターネット
支払い方法 | 代金引換・郵便振替・銀行振込　商品価格 | 5個入り1155円（税込）ほか

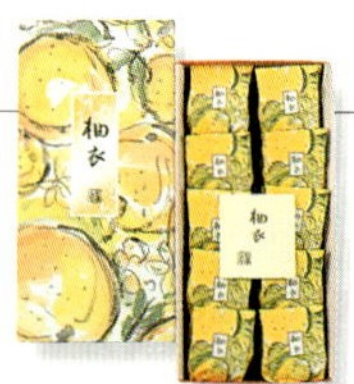

紫野和久傳の「西湖」

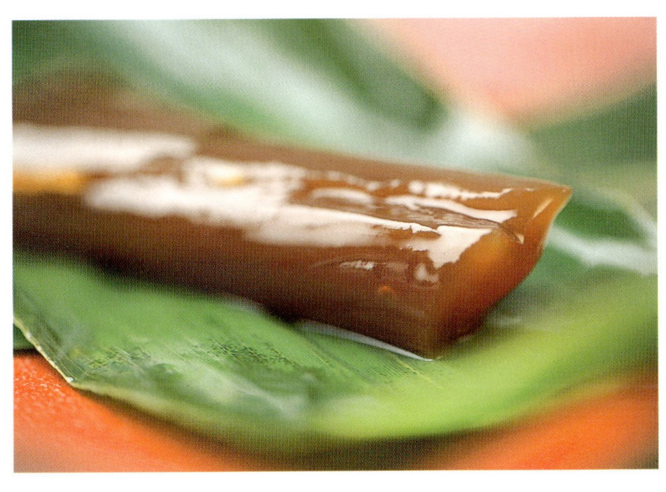

西湖は、れんこんと和三盆糖でつくられた和菓子。口に入れた瞬間のつるっとした食感と、れんこんのモチモチとした口あたりは、一度体験すると忘れられません。ひとつずつ笹の葉で包まれており、手にしたときにうっすらと濡れているのが何とも涼しげ。とくに夏の手土産にはぴったりです。私が和久傳を知ったきっかけは、いわしを純米酒と梅肉で炊き上げた「福久梅鰯」という商品。初めて購入したのは、今から20年近く前でしょうか。言ってみれば、これが私のお取り寄せの原点です。ある日、同梱のパンフレットに「西湖」が掲載されており、頼んでみたらとってもおいしかった。それ以来「福久梅鰯」と合わせて、私の手土産の定番になりました。

紫野和久傳 京都本店

京都市北区紫野大徳寺南門東入ル　TEL｜075-495-5588
FAX｜075-495-5577　ホームページ｜http://www.wakuden.jp
営業時間｜10:00〜18:00　休｜月　注文｜TEL・FAX
支払い方法｜代金引換・郵便振替・銀行振込　商品価格｜竹籠10個入り3203円（税込）ほか

海の恵みの「みち子がお届けする 若狭の浜焼き鯖寿司」

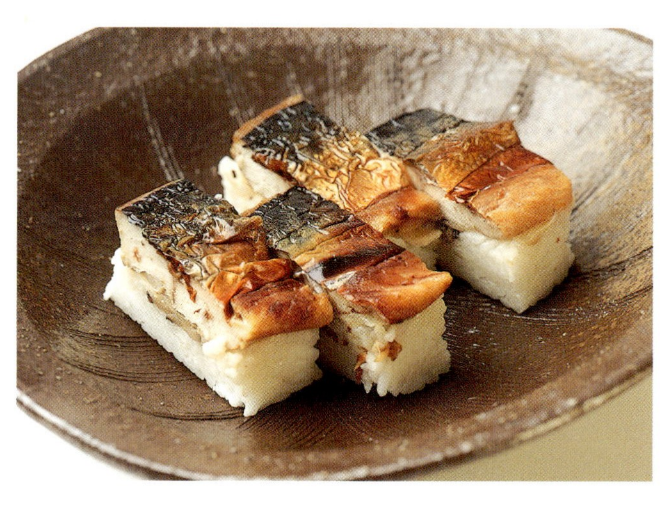

最近「空弁」といって、空港で売られるお弁当が話題になっていますが、これが火付け役。有名になる前からいただいていますが、羽田空港での発売以降、大人気に。福井にはかつて「さば街道」があり、日本海で獲れた取れたさばを塩漬けにして、京の都に運んだのだそうです。そして、いたみやすいさばを保存するために考え出された手段のひとつが「浜焼きさば」だとか。お寿司が苦手な私が、なぜこれなら大丈夫なのかというと、魚臭さがまったくなく、脂がのっていて本当に食べやすい味だから。さばとご飯の間に挟まれた生姜としいたけも絶妙な味わいです。また、使っている食材は美容と健康によく、さばのボリュームもすごい。だから人にもすすめたくなるのです。

（有）海の恵み

福井市松本4-13-4　TEL｜0776-30-0545　TELフリーダイヤル｜0120-278-938
FAX｜0776-30-0547　E-mail｜uminomegumi@m6.dion.ne.jp
営業時間｜9:00〜18:00　休｜年中無休　注文｜TEL・フリーダイヤル・FAX
支払い方法｜郵便振替・代金引換　商品価格｜6切れ入り945円（税込）ほか

末富の「野菜せんべい」

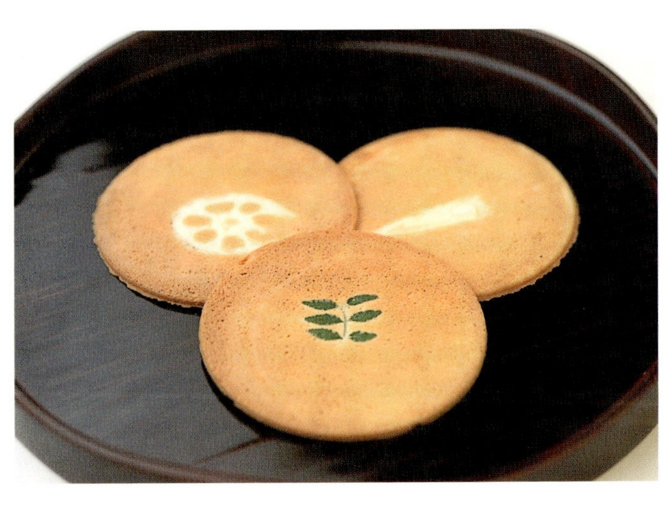

末富さんは、京都では知らない人はいないと言ってもいいほどの老舗。私も35年ほど前から、「野菜せんべい」を手土産に利用させていただいています。ごぼう、木の芽、れんこんという3種類の野菜をのせたこのおせんべいは、珍しいだけでなく見た目にもきれい。味も上品なので大人の方にとても喜ばれます。京都といえば、京野菜が有名ですよね。健康と美容にいい京野菜を「おせんべい」という形にしたのも京都らしくて粋に感じますし、生菓子と違って日もちがするのも少人数のご家族にはいいかと思います。親しい仲間とお茶を飲みつつ、「今度は『ごぼう』を食べてみようかしら」などと言いながら楽しめるお菓子。何度食べても飽きることがありません。

末富

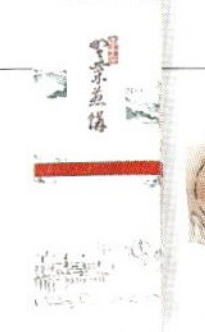
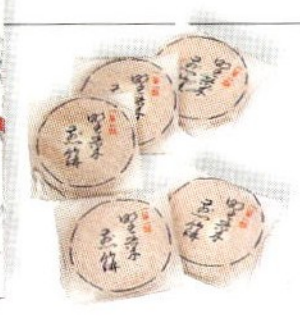

京都市下京区松原通室町東　TEL｜075-351-0808　FAX｜075-351-8450
営業時間｜9:00〜17:00　休｜日・祝　注文｜郵便・TEL・FAX
支払い方法｜代金引換　商品価格｜缶入9包1155円（税込）ほか

本家 尾張屋の「蕎麦板」

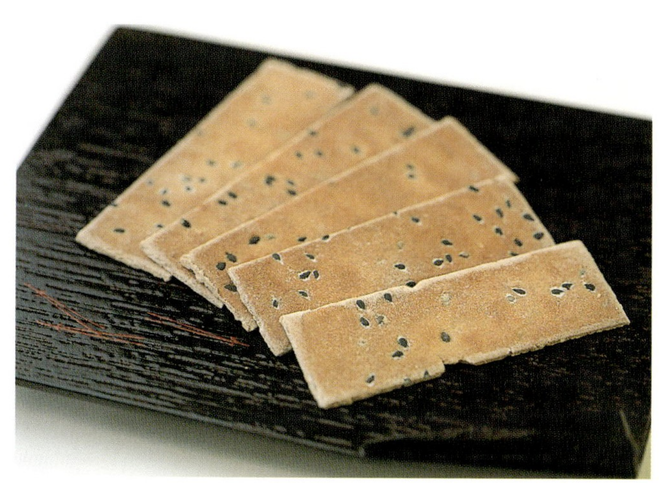

名物の「宝来そば」に加え、「そば餅」「そばぼうる」などの蕎麦菓子も有名なのが尾張屋さん。中でも私が好きなのは「蕎麦板」。蕎麦粉に小麦粉と卵を加えて薄くのばし、一枚ずつ手焼きしたもので、ちょうど短冊のような形をしている。かじるとパリッと音がするぐらい歯ごたえがあって、蕎麦と黒ごまの風味がほんのりと漂うのが特徴です。甘さが控えめなので、男性にも好評。また、小分けに包装されているので、「おうちで食べて」と自宅にいらしたお客さまに気軽に持ち帰っていただくのにも最適です。蕎麦板の取り寄せ歴は、20年ほどになるでしょうか。蕎麦好きの私が贈り物として選ぶ、蕎麦粉をふんだんに使った、香りも香ばしいお菓子がこのひと品です。

本家 尾張屋

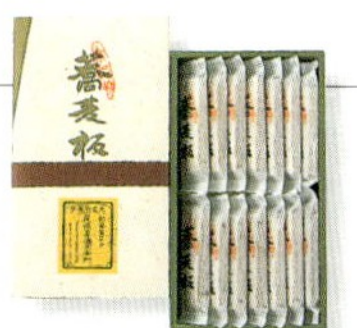

京都市中京区車屋町通二条下ル仁王門突抜町322　TEL｜075-231-3446
FAX｜075-221-6081　ホームページ｜http://www.honke-owariya.co.jp/
営業時間｜9:00〜19:00　休｜元旦、1/2　注文｜郵便・TEL・FAX・インターネット
支払い方法｜代金引換・郵便振込　商品価格｜平箱小10袋入り・50枚735円（税込）ほか

常いち寿司の「笹巻松前鮨」三味（鰯・鯖・鯵）

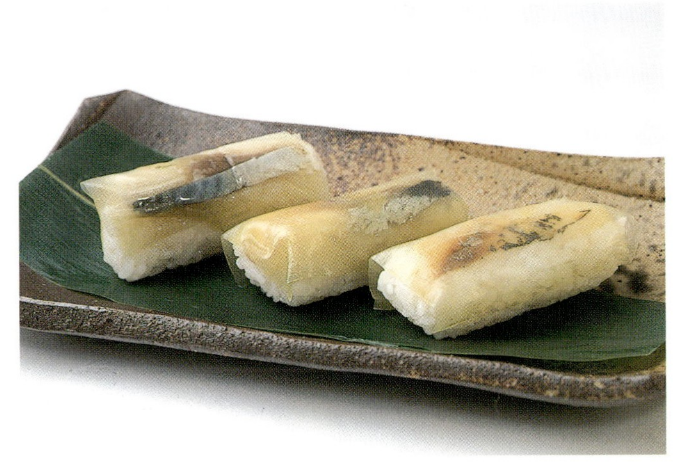

出張などで地方に行くと、時間を見つけてはデパ地下に飛び込みます。このお寿司は名古屋の名鉄メルサの地下で見つけたもの（但し、現在は通信販売のみ）。私自身は生魚が苦手なのですが、人に食べていただくと、10人中10人が「おいしい！」と絶賛する。また、お寿司なのに気負いがなく、スナック感覚でラフに食べられるのもいいところ。私が初めて本を出版したとき、記念パーティーに滋賀県から中学時代の同窓生が大勢かけつけてくれたのですが、帰りに自宅に寄ってもらい、これをお出ししたのです。そして、食べ切れない分は「バスの中で食べてね」とお土産に。のちにみんなから「あのお寿司、本当においしかった！」と言われ、私も嬉しくなりました。

常いち寿司 みや小町部

名古屋市中村区名駅4-17-6　TEL｜052-551-7563
TELフリーダイヤル｜0120-540-385　FAX｜052-586-3319
営業時間｜9:30〜17:30　休｜土・日・祝　注文｜TEL・FAX　支払い方法｜代金引換
商品価格｜18個入り3645円（10〜4月）、3845円（5〜9月）（ともに税・送料込）ほか

4

アエイオウ運動

　顔の「たるみ」や「シワ」というのは、皮膚を支えている筋肉の力が弱くなってできるもの。ですから、気になる「口元のシワ」も、口のまわりの筋肉を鍛える（きた）ことで予防することができるのです。そこで私がおすすめしているのが、「アエイオウ運動」。

　これは、口を大きく開けて「ア・エ・イ・オ・ウ」と、一音ずつハッキリと発音する、顔の筋肉のエクササイズです。これを日に何回でも、好きなときに好きな回数やるだけで、口のまわりや頬（ほお）の筋肉が鍛えられ、たるみやシワができにくい状態になります。

　さらに、みなさんもご自分の顔を鏡で見ればわかると思いますが、人間の顔というのは、必ずしも左右対称ではないはず。試しに、鏡に向かって口を横に広げてニコッと笑ってみてください。口元のシワがクッキリと出るほうがあるでしょう。そちら側の筋肉が下がっている証拠です。

　その多くは咀嚼（そしゃく）からくることが多く、右側が下がっている人は「いつも左で食べ物を噛んでいる（か）」というケースがほとんど。

　そういう方は、アエイオウ運動と合わせて、下がっている側でガムを噛むなど、筋肉を意識的に動かし、顔のエクササイズをしましょう。

　筋肉は使っていないと、どんどん退化していくものです。若さを保つためには、身体だけではなく顔の筋トレも忘れずに。

第5章｜美肌にいい
「ひとり食」

ひとりで食べるときと、大勢で食べるとき、
食べ方も変われば、楽しみ方も違います。
好きなものを、好きなだけ、好きなときに
いただける「ひとり食」というのは、
女性の美意識を磨く、大切な時間だと思うのです。

ひとりだから、器にこだわる

四角いさつま揚げには丸いお皿。おかゆは真っ赤な塗りのお椀。私の「ひとりご飯」には、ちょっとしたこだわりがあります。「ひとりなんだから、何でもいいじゃない」と思われるかもしれませんが、それで料理がおいしく感じられるなら、トクした気分になるではないですか。

だって、白いお茶碗ではおかゆの湯気が目立たないけれど、赤い塗りのお椀はおかゆを本当に甘くおいしく見せてくれる。手に持ったときの感触もほっこりと温かいでしょう。

また自宅でひとり、食事をするときも、私は箸置きや茶たくを使うようにしています。箸置きは、デパートで気に入ったものを見つけたら買っておくのです。そして、その日の気分や季節に合わせて選ぶのが楽しい。お正月なら鼓やひょうたん、夏ならガラス、竹という具合に。

スキンケアもそうですが、私は何事も「何となく」やるのが大嫌い。化粧品の効果を最大限に得たいから、ひと手間を決して惜しみません。だから食事だって、空腹を満たすためにただ食べるのではなく、栄養を身体の隅々まで行き届かせるためにも、器には手を抜かないのです。

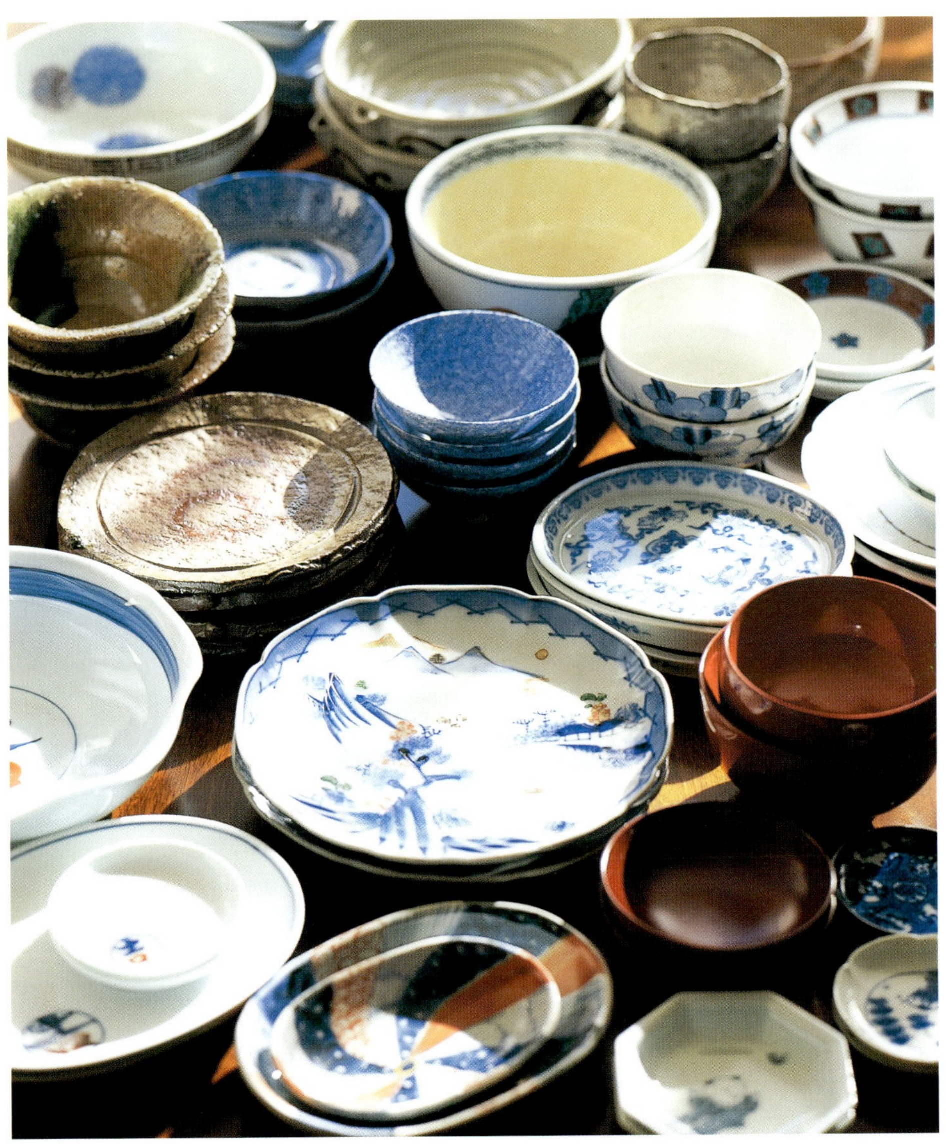

心がなごむ藍色の器を最近はよく使います。
私を育ててくれた祖母が生前、使っていたも
のも大切に使っています。花をモチーフにした
京焼の陶葊さんの器も、食器棚を華やかにし
てくれて、大好きです。

もし今、まとまった休みがとれたら、日本全国のお蕎麦屋さんを巡りたい。それぐらい私は

蕎麦が大好きです。地方に行ったときにも、地元の人においしいお蕎麦屋さんを聞いてしまう。

私はどちらかというと、こぢんまりとしたお店が好きです。座り心地などは二の次で、何度

も行きたくなるのは、狭くても味がいいところ。

お蕎麦屋さんのよさは、ササッと食べられる手軽さと、夕方からはお酒を飲むお客さまも多

いから、おかず類の食べ物がおいしいこと。それに何といっても、飽きのこない味。フランス

料理はとても毎日は食べられないけれど、蕎麦なら毎日でも食べられそう。

ときどき京都へ行きますが、お気に入りのルートは、お昼にぶらりと四条河原町のつるや

さんへ入り、平安神宮近くの鍵善でくずきりを食べ、祇園の尾張屋さんで御香を買う。そして、

八坂五重塔のそばにある京焼の陶葊さんで器を買い、その2階の喫茶室で塔を眺めつつお茶

をいただいた後、三年坂を歩く。こんな「ぶらり蕎麦」ができるのも、ひとりの特権です。

おすすめ全国のお蕎麦屋

私が全国で出合ったおいしい
お蕎麦の店をご紹介します。

北海道

志の家

札幌市中央区南二条西12丁目クリスタルパレス'87 1F
TEL｜011-281-1045　営業時間｜11:15〜17:00
定休日｜日　メモ｜クリスチャン・ディオールに在籍中、札
幌で仕事があるときによく行ったお店です。変わり蕎麦は
もちろん、蕎麦がきも美味。

新潟

越後長岡 小嶋屋

新潟市八千代1-6-1　TEL｜025-290-4415　営業時
間｜11:00〜21:00　定休日｜年中無休　メモ｜新潟は
布海苔という海藻をつなぎに使った「へぎ蕎麦」が有名。新
潟・伊勢丹の中にあるこのお店で、特上のこだわりが感じら
れる蕎麦をいただきました。

静岡

そば処 戸隠

静岡市清閑町12-1　TEL｜054-252-9470　営業時
間｜11:00〜20:00　定休日｜木　メモ｜この店で私が
必ずいただくのが看板メニューの「磯おろし」。大根おろし、
生姜、海苔、芝えび天、ねぎなど、お肌のためにとてもい
い食材が盛られた冷たいお蕎麦です。

京都

つるや

京都市下京区河原町通松原上る2丁目富永町351つるや
ビル1F　TEL｜075-351-6685　営業時間｜11:30
〜20:00　定休日｜木　メモ｜河原町仏光寺の近くにあ
るお店。きざみきつねと蕎麦屋独特の懐しい味わいの中華
そばが絶品です。

宮崎

そばや哲心

宮崎市橘通東3-4-9　TEL｜0985-27-7724　営業時
間｜11:30〜15:30　定休日｜月　メモ｜宮崎出張のと
きには必ず立ち寄っていました。生蕎麦のお持ち帰りもで
きる嬉しい店です。

東京

芝大門 更科布屋

港区芝大門1-15-8　TEL｜03-3436-3647　営業時
間｜11:00〜21:00　定休日｜日　メモ｜1月は唐辛子、
2月は梅、3月は桜、4月は蓬、5月はさんしょうなど、月毎
に替わる「変わり蕎麦」が楽しみなお店。北海道の蕎麦の実
を使ったこだわりの更科蕎麦です。三色もりと蕎麦寿司が
私のおすすめです。

藪伊豆

渋谷区宇田川町2-1　TEL｜03-3463-7150　営業時
間｜11:00〜21:00　定休日｜年中無休　メモ｜ぜひお
すすめしたいのが温かい「ごま蕎麦」。ごま風味の汁の中に
細めの蕎麦が入っていて、上に炒めたひき肉と玉ねぎ、にら
がのった洋風の味。だし巻き卵も絶品です。渋谷西武店内
にあるお店です。

なゝ樹

渋谷区恵比寿西1-13-2　TEL｜03-3496-2878　営業
時間｜11:30〜14:00、17:00〜22:00（土〜21:00）
定休日｜日・祝　メモ｜信州のおいしい田舎蕎麦がいただ
けます。以前、この近所に住んでいたので、親しみのあるお
店。山菜の天ぷらと一緒にお蕎麦を食べるとまた格別。

翁

渋谷区恵比寿西1-3-10　TEL｜03-3477-2648　営
業時間｜18:00〜23:00(L.O.)　定休日｜日・祝・第2水
メモ｜蕎麦つゆなしでもいただけるほど風味たっぷりで、透
き通るように美しい更科蕎麦がいただけるお店。季節
毎の変わり蕎麦も香り・味ともに素晴しい。

赤坂長寿庵

港区赤坂3-20-2　TEL｜03-3584-3084　営業時間
｜11:30〜15:30 17:00〜20:15　定休日｜日・祝
メモ｜ここのおすすめは何といっても「しいたけ蕎麦」です。
夏は冷やし、冬は温かい蕎麦でどうぞ。

三城

千代田区麹町1-8　TEL｜03-3263-6762　営業時間
｜11:30〜15:00　定休日｜土・日・祝　メモ｜メニュー
は信州蕎麦のざる蕎麦のみという、こだわりの店。雰囲気
のある空間です。前日までに予約が必要です。

大阪二ツ井戸 かにどん

JR東京駅名店街2F　彩食小路内　TEL｜03-3211-
0905　定休日｜年中無休　営業時間｜11:00〜
22:30（土・日・祝 〜21:30）　メモ｜私は関西育ちなの
で、おいしい関西風のおうどんが無性に食べたくなったら、
この店に行きます。やさしい甘辛味の揚げが入った「きつね
うどん」が絶品。七味をたっぷりかけてどうぞ。

ペリエと生姜で「スパークリング・ジンジャー」

ペリエをよくいただきます。たとえばお酒の席で。いくらアルコールが苦手だとはいえ、いきなり「ウーロン茶をください」では、場の空気を乱してしまう。そんなときに私は「ペリエを」とオーダーするのです。

実際に、炭酸を含むペリエは食前酒代わりとしても愛されていますし、どんなお料理とも相性がいい。また、自宅ではこんな「ひと工夫」をして、ペリエ・タイムを楽しんでいます。

生姜をすりおろして、絞り汁をペリエに入れる。それだけで、カルシウム豊富なペリエと、殺菌・保温作用に優れた生姜のヘルシードリンクが完成し、喉越しも爽快。名づけて「スパークリング・ジンジャー」は、心身のリフレッシュに最適です。

私は化粧品を使うときにも、乳液とUVクリームをブレンドするなど、アレンジをするのが得意です。たとえばコップ1杯のお水だって、ミントの葉を浮かべるとまったく雰囲気が変わる。スパークリング・ジンジャーも、そんな私の「アレンジ精神」から生まれたメニューです。

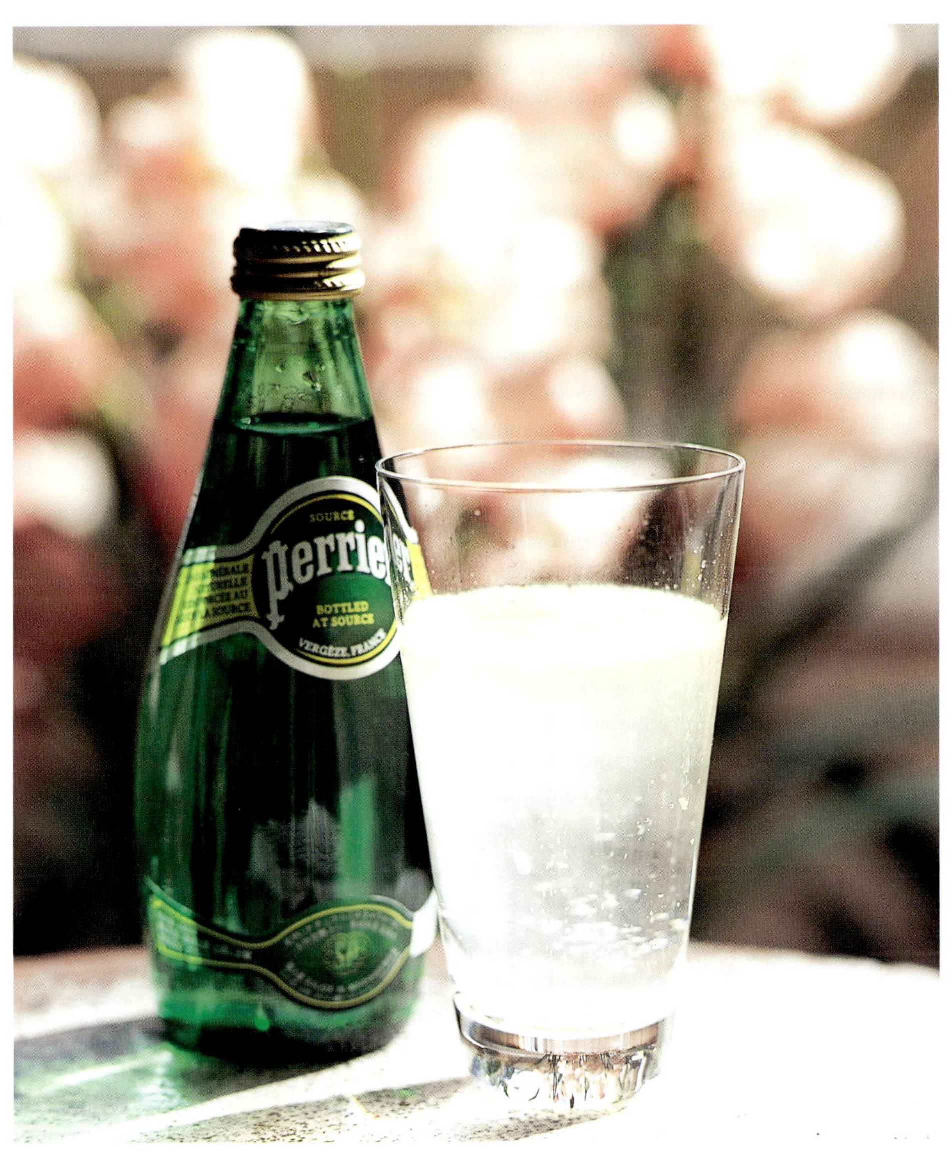

飲む直前に生姜の絞り汁を入れて。すった生
姜を入れてもおいしいです。

「オールドインペリアルバー」が似合う女性

お酒はまったくといっていいほど飲めない私ですが、帝国ホテル内にあったクリスチャン・ディオールのサロンでマネージャーをしていたころは、仕事を終えると、ときどきホテル内の「オールドインペリアルバー」に立ち寄っていました。

注文するのは、もっぱらカルアミルクやカシスソーダ。でも、小一時間もいると心身がしだいにリラックスしてくる。そして2杯ぐらい飲んで、気持ちよく家路につくのです。

ホテルのバーというと、どことなく敷居が高いと感じる方もいるようですが、実はホテルのバーほど女性が安心してくつろげる場所はないのです。

まず、変な人が近づいてくることがない。仮に何かあっても、スタッフが「おひとりでくつろいでおられるので、申し訳ございません」と、きちんと対処して私たちを守ってくれる。

きちんとした接客術を身につけた人が働いているから、気分を害されることがないのです。

また、ホテルのバーは値段が高いというイメージもありますが、ほかのお店ではなかなかカクテル1杯で帰ることなんて、できないでしょう。

だから、サイドメニューだ何だって、結局高くついてしまう。でも、ホテルのバーならカルアミルク1杯でもくつろげますから、かえって経済的です。

私は地方に行ったときにも、夜になるとススッと部屋を抜け出して、ホテルのバーでひとりの時間を過ごすことが多いのです。

京都では夜景のきれいなバーへ。鹿児島の桜島が見えるホテルのバーでは、夜になると「火映現象」といって山のまわりがふわっと赤くなり、ものすごく美しい。それをひとりでじっと眺めているのは、まさに至福のひととき。

それに、静かなのもいいですね。今、それこそ静けさって貴重ではないですか。どこでも音楽がガンガンかかっていて。でも、ホテルのバーはわずかなボリュームで、心地よい音楽が流れている。だから、ゆっくりお話をしたり、夜の打ち合わせなどにもいいと思いますよ。

大勢でにぎやかに食事をするのも楽しい時間ですが、私にとっては、ひとりでご飯を食べたり、バーでくつろぐのも貴重な時間。

もっとも、ひとりでバーに行くようになったのは40代になってからでしょうか。その年齢になると、ホテルのバーも似合うようになるし、バーテンダーとの会話も自然に楽しめるようになる。ほら、年齢を重ねるのも悪くないでしょう。

根菜類でバラ色の頰に

大根、ごぼう、にんじん、れんこん……。わが家の食卓には、毎日といっていいほど根菜類が登場します。たとえば、ごぼうならささがきにして細切れのお肉と一緒に炊いたり、若ごぼうといって、葉っぱのついているごぼうを葉ごと刻んで牛肉とサッと炒めると、ほのかな苦みがあっておいしいのです。

若にんじんは鉄分が豊富。油で炒めていると鉄分で汁が真っ黒になるほど。これも葉ごと炒めてしょうゆで味付けすると、素朴で身体にもいい一品ができます。

根菜類は身体を温めることで知られていますが、豊富に含まれる不溶性の食物繊維は、腸の運動を活発にする作用も。「美容ビタミン」といわれるビタミンB群は腸内で合成されるので、肌をきれいにするためには、腸の状態を整えることが大切なのです。

私はたくさん根菜類を摂るために、「具だくさん」のみそ汁をよくつくります。おかず感覚の汁物です。ダイエットにも肌のためにもいいこのメニューは、私の十八番料理です。

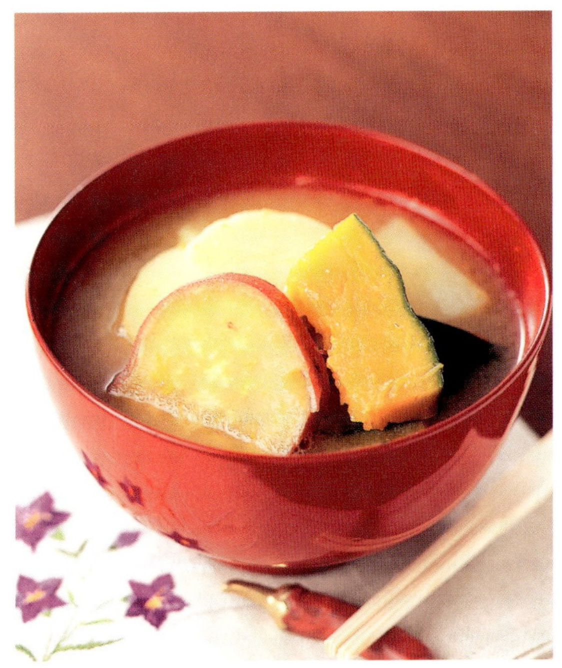

根菜類のみそ汁

材料

じゃが芋、かぼちゃ、さつま芋、みそ

つくり方

1 昆布と煮干しで出しをとる。
2 野菜は皮をむかずに、そのまま適当な大きさに切る。
3 野菜が煮えたら、みそを入れる。

ポイント！

この中に豚肉を入れると豚汁になります。豚肉のビタミンB_1はむくみ解消に効果的。

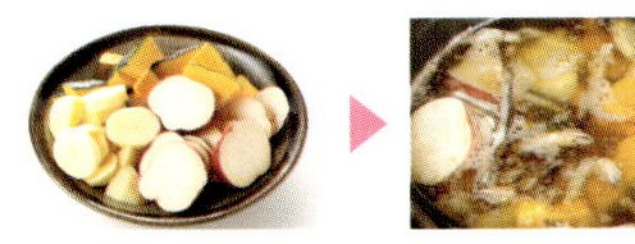

コーヒーの香りで心を癒す

　主人はパイプタバコが好きな人でした。週末になるとソファでくつろぎながら、よくパイプをくゆらせていた。そんなときに、私は何をしているかというと、コーヒーを飲んでいる。

　パイプからかすかに漏れる匂いと、部屋じゅうに広がるコーヒーの香り。そこには何ともいえないリラックスした時間が流れるのです。

　心身を癒すには、やはりムードが大切。私は二胡が好きなので、よく二胡が奏でる音楽を流します。そこにお香の匂い、サラサラとした水の音がプラスされれば、もう最高。

　窓から外を眺めながら、春先にはカシスオレンジを薄めにして飲んだり、冬だったらカルアミルクをホットでいただいたり。でも、やはりコーヒーを飲むことが圧倒的に多いですね。

　とくに翌日に仕事が入っていなくて、のんびりと何時まででも起きていられる夜は、心ゆくまでコーヒータイムを楽しみます。

　よく「コーヒーを飲むと、眠れなくなる」といいますが、私はまったく逆。やさしい香りがちょうどいいアロマ効果となって、スムーズに眠りにつくことができるのです。

そうそう、器にこだわる私にとっては、コーヒーカップも大事なアイテムのひとつ。一時期はコーヒーショップを開きたいと考えていましたから、自宅の食器棚には、そのときに集めたウェッジウッドやリチャード・ジノリ、マイセンなどのカップがズラリと並んでいます。

最近では館林喜助さんがつくられている、有田焼のカップがお気に入りです。「和」のデザインに趣があり、お客さまにお出ししても喜ばれますし、自分でも大好きなマンデリンをこのカップで飲むことを、ひそかな楽しみにしています。

ふだんは朝1杯飲んで、サロンで3〜4杯。そして帰ってきてから1杯、寝る前に1杯。1日に6〜7杯はコーヒーをいただきます。

また、中華料理を食べたあとにも、意外とコーヒーが合うのです。お茶を飲み過ぎると口の中が渋い感じになりますが、コーヒーなら個性がある分、スッキリと味の切り替えができます。

そして、「こんなおいしい飲み物を、ひとり占めしちゃいけない」と思い、ドールハウスに使うような小さなカップで、主人の仏壇にも毎朝コーヒーをお供えします。

今は主人のほかに生みの母、育ての母も入っており、3人ともコーヒーが好きでしたから、みんなにも飲んでもらう。

ただし、カップはひとつ。「3人で仲良く分けてね」って。

美肌スペシャル・メニュー

何十年ぶりかの同窓会や憧れの男性とのデートの前日。女性なら誰しも気合を入れてお肌のお手入れをしますよね。そんな「勝負日」のために、かつて『美肌革命』という著書の中でラップパックからマッサージ、温ケアなどをフルコースで行う「佐伯式ゴールデン・エステ」をご紹介しました。でも、そこまでやるなら身体の内側からもケアをしたいもの。

そこで今回、特別に「美肌スペシャル・メニュー」を考案しました。それは「コラーゲンたっぷりの手羽先スープ」。コラーゲンを豊富に含む鶏手羽肉は、肌のハリを甦らせてくれますし、生姜と白ねぎは新陳代謝を高めるのでお肌にいい。さらに、食べる直前に黒こしょうをかければ、さらに代謝がアップするのです。こんな贅沢なスープってないでしょう。

忙しい方は、多めにつくって製氷皿やゼリーの空き容器に入れて凍らせておけば、いざというときに好きな量だけ解凍して飲むことができるので、とても便利。

ここぞというときの「奥の手」として、ぜひスキンケアと合わせてトライしてみてください。

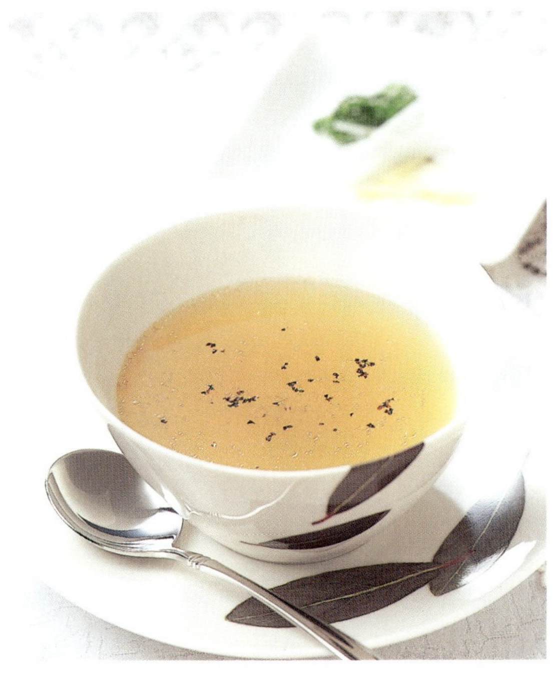

美肌スペシャル・スープ

材料

鶏手羽肉、セロリ、白ねぎ、生姜、大葉、黒こしょう、カレー粉

つくり方

1 手羽先は水洗いをしてぬめりを取る。
2 深鍋に手羽先を入れ、鶏肉の臭みを取るためにセロリの葉の部分と白ねぎの緑の部分をザク切りにして上から入れる。生姜は平たく板状に薄切りにし、同じく鍋に入れる。
3 鶏肉のエキスが出尽くすまでコトコト煮込む。
4 最後に隠し味にカレー粉を少々入れる。
5 白ねぎ、生姜、大葉を極細の千切りにし食べる直前に入れ、黒こしょうをひとふり。

ポイント!

5の薬味以外に、香ばしい蕎麦茶用の実を入れるのもおすすめです。

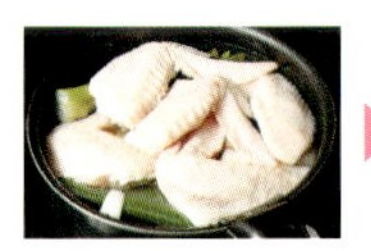 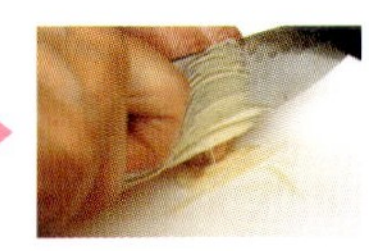

5

温ケア・冷ケア

　生理中で身体が冷える、スキーで肌がカチカチに、クーラーのきいた部屋で一日中会議……。そんなときは、肌だってこわばっています。

　そこで私がおすすめするのが「温ケア」。帰宅してクレンジングを済ませたら、ホットタオル（水で濡らして絞ったタオルを、約1分間電子レンジで温めたもの）で顔全体を覆う。（ただし、タオルが熱くなり過ぎていないか、確かめるようにしてください）。または、ホットタオルをロール状にして首の後ろに当てたり、お湯をはった洗面器に後頭部を浸けるだけでも、身体が温まってリラックスします。

　こうして十分に毛穴が開いた状態で、通常の「化粧水→美容液→クリーム」のケアに突入すれば、化粧品の浸透がまったく違ってきます。

　一方、炎天下を長時間歩いた、一日中屋外でテニスをしていた、などというときには「冷ケア」です。これは、火照った肌を鎮静させるのが目的。

　クレンジングでメイクや皮脂、汗などの汚れをきれいに落としたら、コールドタオル（あらかじめ冷蔵庫で冷やしておいた濡れタオル）を顔全体にのせて「粗熱」を取ります。

　さらに、ブロックの氷をラップに包んで顔の上を転がしたり、ウォーターマッサージ（46ページ参照）を取り入れるのも効果的です。肌の状態は、季節やその日の行動、精神状態などによって刻々と変わります。いつでもニュートラルな肌に戻せる準備をしておきましょう。

おわりに

「手軽にできて、お金がかからない」

これが私のスキンケアの原点です。たとえば、化粧水を垂らしたコットンを顔にのせるだけの「ローションパック」、ゼリーの空き容器に水を入れて凍らせるだけの「冷ケア」。

そのどれもが、特別な道具を使わずに、誰もがすぐにできるものばかりです。

そして、私が実践している美肌のための食生活も同じ。

なかなか手に入らない食材を使ったり、つくるのにすごく手間のかかる料理だったら、いくら「肌にいい！」と力説されても、絶対に続けられないと思うのです。実際に私がそうだから。

私はせっかちで面倒くさがり屋。だから、スキンケアも実にシンプルだし、お料理でもササッとつくって、手間がかかったように見せるのが得意なのです。

だって、毎日のお手入れをさぼっていて突然、高級化粧品をつけても、肌がびっくりしてしまうのと同じように、いい加減な食事ばかりしている人が月に一度、フレンチのフルコースを食べても、胃が受け付けてくれませんよ。

やはり肝心（かんじん）なのは、肌にいいことを毎日続けること。

だから、本書で紹介したレシピは簡単なものばかり。そして、写真撮影をしたお料理は、すべて、私が普段とまったく同じようにつくったものです。

また、私が多忙なときでも「美肌食」を続けてこられたのは、いつもキッチンに置いている食材で簡単にできる、オリジナル・レシピのおかげといっていいでしょう。トマトジュースに黒ごまを入れるだけ。ヨーグルトにブルーベリーを入れるだけ。お買い物に行けなくても、ストックの食材さえ切らさなければ、ペリエに生姜の絞り汁を入れるだけ。

この「簡単○○するだけメニュー」は続けられるでしょう。

人は「ああしなさい」「こうしなさい」と言われると、やる気が失せるものです。スキンケアでも食事でも、私のやり方はあくまでも提案。あとは、みなさんなりにアレンジして「自分のもの」にしてみてください。そうすれば、もっともっと美肌生活が楽しくなるはず。

私は日本中の女性に、いつまでもきれいでいて欲しいから、この本をすべての女性に捧げます。そして私自身も、いくつになっても身体の内側からきれいでいたいと思っています。

　　　2005年3月

　　　　　　佐伯チズ

佐伯チズ（さえき・ちず）

1943年生まれ。OLを経て美容学校、美容室勤務ののち、1967年、フランス化粧品メーカー、ゲラン入社。その後、渡米などを経て1988年、パルファン・クリスチャン・ディオールのインターナショナル・トレーニング・マネージャーに就任。全国の美容部員の技術・接客指導の総責任者となる。また年間2000人以上の女性の肌に触れ、トラブル解消に努めてきた。
2003年6月、クリスチャン・ディオールを定年退職後、エステティック・サロン、「サロン・ドール・マ・ボーテ」を開業。現在は2004年10月に自らがプロデュースした東京・代々木の総合美容施設「ビューティータワー」内にサロンを構え、現役エステティシャンとして活躍中。(http://www.beauty-tower.jp)
著書に『佐伯チズの頼るな化粧品!』『佐伯チズのスキンケア・メイク入門』『DVD版　佐伯チズの「手のひら」スキンケア・メイク』『美肌革命』『佐伯チズメソッド 肌の愛し方 育て方』(以上、講談社)がある。

美肌食

2005年3月25日　第1刷発行
2005年4月11日　第2刷発行
著者──佐伯チズ
©Chizu Saeki 2005, Printed in Japan

ブックデザイン──鈴木成一デザイン室
カバー写真────高橋ヒデキ
本文写真─────吉田和行（P13、17、21、25、50、54、58、62、93、97、101、105）
　　　　　　　　佐藤隆俊（P68〜77、P80〜89）

発行者──野間佐和子
発行所──株式会社講談社
　　　　　東京都文京区音羽2-12-21 郵便番号112-8001
　　　　　電話　編集03-5395-3530
　　　　　　　　販売03-5395-3625
　　　　　　　　業務03-5395-3615
印刷所──大日本印刷株式会社
製本所──株式会社若林製本工場

落丁本・乱丁本は購入書店名を明記のうえ、小社書籍業務部あてにお送りください。
送料小社負担にてお取り替えいたします。
なお、この本についてのお問い合わせは生活文化第三出版部あてにお願いいたします。
ISBN4-06-274196-2
本書の無断複写（コピー）は著作権法上での例外を除き、禁じられています。
定価はカバーに表示してあります。

応用編

美肌革命
お金をかけずにきれいになる

佐伯チズ

シミ、シワ、くすみ、脂浮きなど、肌トラブルを改善する究極のケア法

シミには「美白パック」。
シワには「縦・横」マッサージ。
佐伯流「美肌エクササイズ」と
お手入れ法で、お金をかけずに
誰もが必ずきれいになれる！

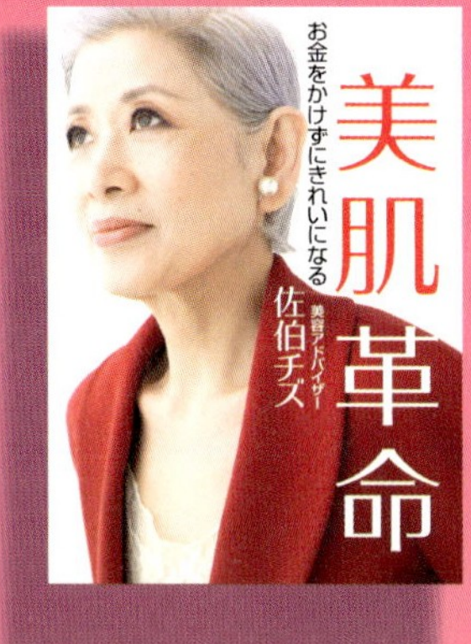

定価：1260円　講談社
定価は税込みです。定価は変わることがあります。